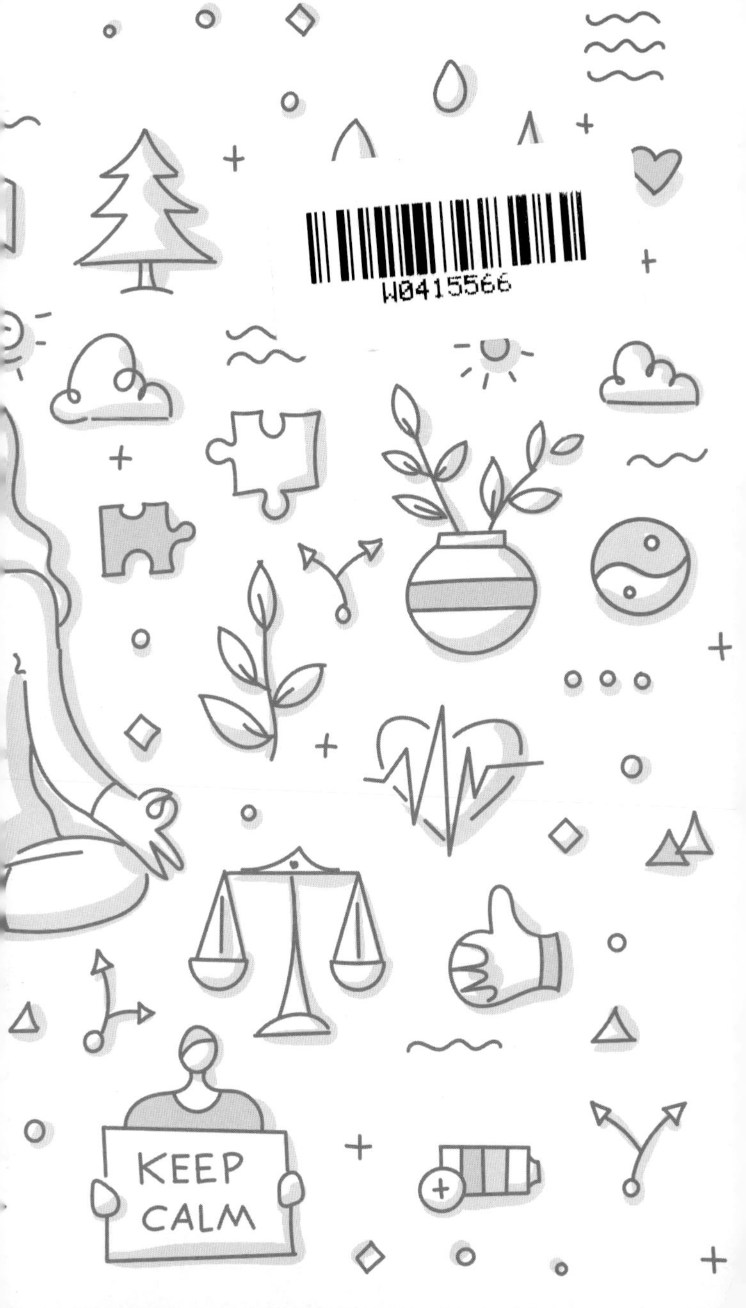
KEEP
CALM

El pequeño libro del autocuidado

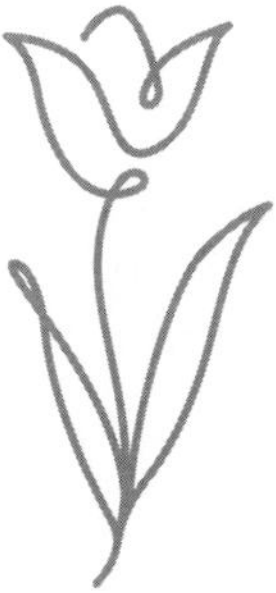

Alienta es un sello editorial de Centro de Libros PAPF, SLU.
Av. Diagonal, 662-664
08034 Barcelona
www.planetadelibros.com

Primera edición: septiembre de 2023
Depósito legal: B. 12.864-2023
ISBN: 978-84-1344-268-6
Preimpresión: Realización Planeta
Impreso por Egedsa

Impreso en España - *Printed in Spain*

El papel utilizado para la impresión de este libro está calificado como **papel ecológico** y procede de bosques gestionados de manera **sostenible**.

Laura Sierra
@positivelittlesoul

El pequeño libro del autocuidado

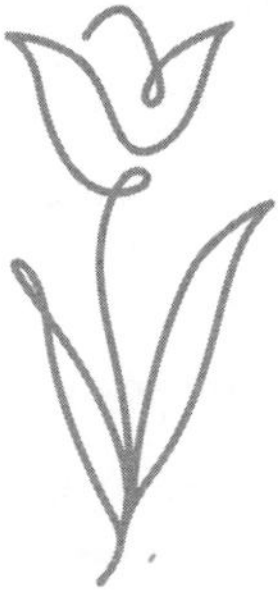

alienta
EDITORIAL

Sumario

A mi madre

Introducción

Antes de comenzar este libro, quiero anunciarte que en él vas a encontrar todo lo que necesitas para aprender y abordar tu autocuidado.

En los primeros capítulos, te contaré un poco mi historia, enumeraré muchas de las reflexiones y acciones que me han hecho mejor y más consciente de la vida, del aquí y del ahora, de lo que queremos y lo que necesitamos, de cómo derribar límites en nuestras creencias, adquirir herramientas y ampliar nuestra capacidad para ser felices y dar importancia a aquello que realmente la tiene y cómo lo he logrado a través del autocuidado. Porque si todos practicáramos el autocuidado y lo hiciéramos de forma consciente, nadie se dejaría para el último lugar, no nos llamarían egoístas porque sabrían que el bienestar de todos empieza por el de uno mismo y porque cuidarse no debe ser una opción, sino parte de nosotros.

Te darás cuenta de que el autocuidado es tan necesario como respirar. Alcanzarás la claridad mental que hace tiempo perdiste y sentirás de nuevo ese amor propio que te hará cuidarte cada día, conscientemente, sin esfuerzo y, sobre todo, sin culpabilidad.

Posteriormente, pasarás a la acción y descubrirás que, con mucha intención y poco esfuerzo, puedes lograr muchos cambios importantes en tu vida, cambios que ansiabas y que por fin van a quedarse contigo para siempre. Confirmarás que todo comienza a mejorar cuando tomas consciencia y algunas decisiones. Una decisión es acción.

Y, finalmente, encontrarás un plan de autocuidado de 21 días totalmente enfocado a que lo puedas llevar a la práctica de forma fácil, inmediata y transformadora; en suma, a lo largo del libro, hallarás noventa formas de autocuidarte para que cada día cambies una excusa por una acción de amor y cuidado hacia ti misma y comiences o termines el día de la mejor manera posible, con unos minutos para ti, que servirán, además, para conocerte y atreverte con cosas nuevas que quizá nunca antes habías probado.

Te será muy útil si, a la vez que lees este libro, te acompaña una libreta o un cuaderno bonito, que te dé buenas sensaciones y te inspire a escribir en él, donde anotar las reflexiones que te vengan a la cabeza. Titúlalo **«Introspección»**. Después divídelo en dos partes. La primera parte se quedará con ese nombre y a la segunda parte llámala **«Esquemas mentales»**. A lo largo del libro te daré algunas ideas para que saques utilidad a ese cuaderno. Te haré muchas preguntas y algún ejercicio de autoconocimiento, que te ayudarán tanto en el autocuidado como en el camino que elijas a partir de ahora en tu vida.

Este libro va a ayudarte a:

- **Encontrar tu lugar.**
- **Parar, pensar, reflexionar.**
- **Aprender de ti y tus prioridades.**
- **Abrazar la calma y la claridad que componen una vida plena.**
- **Elegir y decidir a tu favor.**
- **Organizar mejor tu tiempo.**

- **Pasar a la acción. Autocuidarte disfrutando de ti, de tu tiempo, de tus decisiones y elecciones y hacerlo sin culpa. Con merecimiento y abundantes momentos de felicidad.**

Y, para que hagas esto, te voy a pedir que consigas además **una agenda a día vista** para poder plasmar y programar el autocuidado que vas a realizar. Si ahora mismo no tienes agenda o libreta, que eso no te frene. Sigue leyendo.

¿Estás preparada para conocerte y dedicarte un tiempo que te haga feliz?

¡Empezamos!

CAPÍTULO 1

Mi historia

Desde pequeña, siempre fui muy reservada. Quién lo diría ahora, ¿verdad? Sigo siéndolo, pero de una forma diferente. Me he desprendido de una parte de mi privacidad para ser un espejo, porque todas necesitamos mirarnos en otras para reconocernos, sin juzgarnos.

Tuve una infancia feliz, pero una adolescencia complicada. Cuando empecé a tomar mis propias decisiones, no fueron muy acertadas y elegí mal mi camino. Desde entonces, he tratado de encontrar el sentido a todo lo que viví y, aunque no fue fácil, hoy me quedo con todas las lecciones.

Tuve novio a los quince años, fue una relación larga y tremendamente tóxica. Nunca me trató bien y, aunque al principio sí era consciente, aprendí a normalizarlo y hasta le defendía frente a los demás. Perdí mi espontaneidad y mi alegría, me aisló de mi familia, me anuló como persona y como mujer y con veintidós años dejé de creer en mí. Dejé de tener planes y ambiciones, abandoné la vida que siempre había soñado. Dejé de escribir.

Con el paso de los años, me sentí presionada para vivir juntos, estaba aturdida y profundamente triste por alejarme de mi familia, que ignoraba lo que me estaba pasando; en el fondo sabía que era una buena decisión y no me equivoqué. Pasaron muy pocos meses cuando, después de una discusión entre tantas, algo cambió en mi cabeza, sentí un clic. Y supe que era el momento. Me iba a ir. Definitivamente.

Era de noche y lo organicé todo para el día siguiente. Pedí a mi mejor amiga que me acompañara a casa en mi hora del almuerzo para recoger mis cosas y hacer las maletas mientras él no estaba. Lo dejé todo preparado para meterlo en el coche al salir del trabajo esa misma tarde. Para mi sorpresa, cuando volvimos, él había vuelto a colocarlo todo en su sitio. Él no quería que me fuera. Sentí miedo y lástima. Y doy gracias cada día por haber ido acompañada; si no, no sé qué habría pasado. Logré meter la mayoría de mis cosas en las maletas y bajé al coche, llorando, pero aliviada. Necesitaba dejarlo atrás. No verlo ni escucharlo nunca más. Estaba cerrando una puerta de mi vida para siempre.

(Me da mucha rabia dedicar algunas palabras de este libro a esas personas que en algún momento de mi vida me trataron mal o me hicieron daño, pero he comprendido que, por desgracia, también te enseñan algo que se queda contigo para siempre y, aunque aún no haya podido borrar ciertos momentos completamente de mi memoria, me siento agradecida porque ya no formen parte de mi vida. Estuvieron por alguna razón, para enseñarme, y con eso me quedo: con todo el aprendizaje.)

Mis padres no sabían nada, se quedaron a cuadros cuando me vieron aparcar el coche y sacar las maletas. Mi amiga y yo subimos a casa y, mientras yo lloraba, ella empezó a contarles todo lo que había pasado aquella tarde y muchas de las cosas que había vivido durante todos esos años. Yo no lo sabía, pero me vieron tan mal que mi madre pidió permiso en su trabajo para poder quedarse conmigo y no dejarme sola. Pasaron días o semanas, ya no lo recuerdo, en los que no podía conciliar el sueño ni dejar de llorar.

Al día siguiente, cambié de número de teléfono. Con todo lo que ahora sabían mis padres, ya no había vuelta atrás. No me dejarían volver nunca más. Y aunque mi decisión estaba tomada, dudé muchas veces. Esa persona iba a buscarme al trabajo e incluso se presentó su madre para pedirme explicaciones. Para ella, su hijo no tenía fallos, porque, aunque sabía alguna de nuestras (feas) historias, nunca las admitiría. Aún hoy, a veces, me parece reconocerlo en otras caras y me asusto. Cuando echo la vista atrás, me cuesta recordar fechas y experiencias. Mi madre me dijo que el cuerpo y la mente son sabios, entierran recuerdos para que dejemos de sufrir y podamos enfrentarnos a la vida sin resentimiento. Por suerte, la calidad de mis decisiones fue mejorando y me dediqué dos años a mí misma.

Necesité la ayuda de una psicóloga que me dio un gran consejo y que me sirvió para salir de donde me encontraba. Teniendo ya un entorno seguro, me dijo: «Di a todo que sí». Y, sin cuestionar nada más, así lo hice. *Sí* a tus amigas, *sí* a los planes, *sí* a salir de casa, *sí* a conocer gente, *sí* a abrirte, *sí* a todo lo que me hacía bien. Parecía sencillo, pero no lo fue. Éste fue mi primer contacto con el **autocuidado**.

Comencé a pensar en mí. Empecé a ser consciente de mi persona y a preguntarme por mis necesidades. Necesitaba reconocerme y aprender a saber qué quería, qué me gustaba y adónde quería llegar. Tuve la gran suerte de que a lo largo de todos estos años tuve a mi lado a mi mejor amiga. Ella compartió mi vaivén emocional y me ancló a la vida.

Confié también en mi madre. Ella siempre había sido un pilar en mi vida, siempre disponible, aunque nunca le había dado la oportunidad de poder aconsejarme y ayudarme. Había creído que a una madre no se le podían contar ciertas cosas porque la harían sufrir o simplemente no las entendería. Sin embargo, descubrí que ella me comprendía a la perfección, me daba buenos consejos y una visión de la vida más madura que me habría venido muy bien unos años antes.

Me sentía feliz de poder contarle todo, era muy gratificante haber logrado una relación en la que confiáramos de forma natural la una en la otra. Descubrí que mi madre también tenía dilemas, no era sólo madre, era una mujer con inquietudes y problemas.

Muchas veces no somos conscientes de lo egoístas que somos como hijos, nos olvidamos de que las madres no son sólo madres, son personas en toda su extensión, y no nos percatamos de nuestra suerte cuando nos toca ese amor y esa generosidad sin límites. Ahora que yo también soy madre, vivo la misma experiencia.

Seguí tomando decisiones orientadas a mi crecimiento y a mí misma. Empezaron a ser decisiones conscientes. Una de las más importantes que tomé fue que, durante el tiempo que durara mi soltería, no iba a tener relaciones íntimas. No estaba preparada. Pensarlo, decidirlo y llevarlo a cabo me hizo sentir muy bien y empoderarme poco a poco. Decidí también celebrar mi soltería y hacer una gran escapada con amigas cada año. Volví poco a poco a mi ser, a bromear, a reír, a disfrutar de la vida y a elegir de quién me rodeaba.

Con el tiempo descubrí que cada día cuenta, que es importante respetar los tiempos y el silencio, que hay que sanar y hablar con el corazón. Que no todo el mundo está preparado para acompañarte en tu camino y tú tampoco tienes por qué hacerlo con o por los demás. Cada persona toma unas decisiones y tiene unas circunstancias. Es más importante estar en ti que en los demás. **Nadie sabe lo que supone escalar una montaña antes de enfrentarse a ella.** Cada una de nosotras tiene sus propios retos. Es nuestra responsabilidad y nuestro privilegio tener la posibilidad de prepararnos para ello.

Esta pequeña historia quizá te sirva para darte cuenta de que todas podemos empezar de cero alguna vez, cuando y como tú lo decidas. Aunque en realidad, y ésta es la enorme ventaja de la vida, nunca vuelves a empezar de cero. Todo lo vivido y aprendido, sea bueno o malo, SUMA y te prepara para lo siguiente que te toque vivir. Y podremos empezar siempre que queramos, pero nunca podremos desprendernos de las herramientas que hemos ido adquiriendo, y eso es maravilloso.

Escribir este libro ha costado mucho, muchísimo. A todos los niveles. A pesar de las dudas propias de un reto así, quise adquirir este compromiso conmigo misma porque hacerlo era terapéutico, era autocuidado, era cumplir un sueño. Siempre, siempre, siempre soñé con escribir un libro y verlo publicado, así que aquí estoy, enfrentándome a ello porque este compromiso también es un compromiso contigo. El objetivo de este libro y el mío propio es lograr que el autocuidado te conquiste, veas lo importante que es y se quede contigo para siempre. Y encontrarás la manera, porque te daré las herramientas necesarias para lograrlo.

Ahora soy mamá de cuatro pequeños y toda mi energía se funde rapidísimo, duermo menos de lo que me gustaría y el tiempo que tengo es más bien limitado. Nunca valoré la opción de dejar mi trabajo y, después de nuestro cuarto hijo, volví a la oficina. Al mismo tiempo, como mujer comprendí que sólo por el hecho de serlo no dejamos de renunciar, y supe que quería contribuir de alguna manera a que no siguiera siendo así. Si decides ser madre, por desgracia, renunciarás a una parte importante de ti, nos sentimos obligadas a que así sea. A veces no vemos otra salida.

Con la pandemia aprendí que criar en exclusiva es duro, solitario y frustrante por momentos. La paciencia me abandonó al dar a luz y recurro a los gritos mucho más de lo que me gustaría desde hace unos tres años. Hacer que la vida de mis hijos sea la mejor posible desde pequeños no es una tarea fácil. Durante mi segundo embarazo, de mellizos, decidí emprender (por si fuera poco) la publicación de un cuento infantil y una agenda de autocuidado. Nunca me he planteado dejar mi trabajo, así que la organización y el foco son fundamentales para mí, porque no quiero dejar de ser una madre presente, una mujer que se cuida y alguien con vida propia y que no abandona sus sueños. No pretendo desanimarte, al contrario. Creer que aspiras a mucho es querer conformarte con poco. ¡Malditas creencias! Todo se puede si lo mezclas con un poco de locura y filosofía y lo intentas todo en su justa medida. **No se trata de tener una vida perfecta, sino de lograr un equilibrio la mayor parte del tiempo. Se trata de vivir una vida que te haga feliz.** Escribir este pequeño libro del autocuidado es parte de ese plan, porque nunca es tarde para empezar, pero es mucho mejor comenzar con la vida que quieres cuanto antes.

Esta guía que tienes delante es un proceso de introspección y autocuidado en sí mismo, es un proyecto de vida que no vas a dejar escapar, **es el momento y está en tus manos.** Y es cierto que no podemos con todo, el problema no es ése, sino no tener claro qué quieres o no saber el inmenso abanico de opciones que te ofrece la vida. Las capacidades, el tiempo y la energía son recursos limitados y se recargan con autoestima, organización y descanso. Todo tiene un límite, hasta nosotras. Tómatelo como un recordatorio de que hay que priorizar y decir que no a algunas personas o cosas, aunque *a priori* cueste. Ésta será la mejor de las medicinas contra el *querer abarcarlo todo*, el perfeccionismo y la autoexigencia. Podemos con mucho, a veces con más de lo que somos conscientes, pero necesitaremos orden, tiempo y espacio para cada una de las cosas que queremos llevar a cabo.

A todo esto se llega con claridad mental, que es justo lo contrario a la carga mental a la que estamos tan acostumbradas y que, por desgracia, es más común en nosotras, las mujeres. Por eso, creo firmemente que el autocuidado es posible e indispensable para una vida plena y feliz. Como bien dice Laura Baena, fundadora del Club Malasmadres, las mujeres vivimos muy centradas (porque la sociedad así nos lo ha inculcado y nos lo hemos autoimpuesto) en el hacer y no en el ser ni en el sentir. Cero son los minutos que durante siglos nos han pertenecido para conocernos, querernos, crecer, prosperar, ambicionar, opinar y decidir. Cero son los minutos que la mayoría de los días nos dedicamos a nosotras mismas. Cero son los minutos que nos detenemos en el detalle, en la quietud, en el silencio, en la soledad elegida, no la impuesta, en la calma. El camino está siendo largo, pero, algún día, los cambios que ha habido serán suficientes.

Sean cuales sean tus circunstancias, cero no pueden ser los minutos que te pertenezcan. Y estás aquí y ahora para remediarlo. Busquemos esos momentos, nadie va a venir a dártelos, **tú eliges, tú decides, tú puedes cambiar tu vida y tu historia.**

El otro día, escuché una frase que me pareció increíble en su sencillez: «Nuestra vida la hace nuestro día a día». Vuelve a leerla, por favor. Parece que estamos esperando que los planetas se alineen, que el dinero fluya, que los problemas desaparezcan para hacer algo determinante que cambiará el resto de nuestra vida. Y, sin duda, nuestra vida ya está en curso, por eso es vital que te des cuenta y empieces a vivir y, sobre todo, a disfrutarla desde ya, AHORA. **No esperes el momento perfecto, no esperes a la persona perfecta, la persona eres tú y el momento es ahora.**

Todo lo que te ha ocurrido, todo lo que piensas y lo que has decidido y decidirás forma parte ya de tu vida. La vida cambia en un segundo y aquello que creías que era lo más importante o improbable que te podía suceder deja de serlo porque pasa algo que es incluso más importante o más improbable. En este momento es cuando te das cuenta de que también puedes con ello.

Cuando mi hijo Leo tenía tres meses, me quedé embarazada de forma natural. Lógicamente, estábamos felices, pero en *shock*. Mi marido, mi madre y mi suegra se echaron las manos a la cabeza, dos bebés tan seguidos, ¡sería difícil! Tristemente, resultó ser un embarazo ectópico (el óvulo se implantó fuera del útero y era inviable). Dos años después, recurrimos a la reproducción asistida y, cuando supimos que venían mellizos, volvimos a ser conscientes de la dificultad que sería criar a dos bebés junto a nuestro hijo mayor que, en realidad, no era tan mayor, tenía dos años. ¡Sería difícil! Cuando los mellizos aún no habían cumplido los seis meses, nos enteramos de que estaba de nuevo embarazada, evidentemente de forma natural y de diecinueve semanas nada menos (la mitad del embarazo). ¡Nuestros mellizos y nuestro cuarto hijo se llevarían menos de un año! ¡Sería difícil!

Y este recorrido por una pequeña pero importante parte de mi vida me ha llevado a comprender que:

- **Si pones de tu parte, lo que deseas puede cumplirse e incluso superar tus expectativas.**

- **Todo lo que nos pasa es relativo, nada suele ser tan importante ni grave.**

- **Podemos superar más de lo que imaginamos.**

- **Sabemos hacerlo mejor de lo que pensamos.**

- **No dedicamos el tiempo suficiente a gestionar nuestras emociones y, lo que es peor, no hablamos de ello, no comprendemos que es de vital importancia tenernos en cuenta en toda nuestra extensión: nuestros sentimientos, nuestros pensamientos, nuestras sensaciones, nuestro cuerpo, nuestro corazón y nuestra mente.**

- **Simplemente vivimos, y tal y como vamos transitando el camino, lo dejamos atrás y lo olvidamos.**

- **El autocuidado es fundamental para nuestra salud mental y crecer a todos los niveles, asumir retos, riesgos, responsabilidades y afrontar dificultades.**

Gracias al autocuidado he podido sobrellevar esta situación tan única y estresante. Sentirme victoriosa y poderosa, sentirme bien siendo vulnerable y mostrarme al mundo como lo que soy: digna hija, digna mujer, digna madre. He comprendido que el tiempo que me dedico a solas, aunque sean pocos minutos al día, hace que pueda afrontar los picos de estrés con más temple y paz mental. Estos minutos me hacen feliz y eso repercute directamente en la vida de las personas que más quiero. Por eso debemos desprendernos de la idea rancia de que el autocuidado es egoísta, porque no es así; el autocuidado es un derecho fundamental, un acto de amor propio y hacia los tuyos.

Y ahora es el turno de que lo hagas tú, ¿empezamos?

No esperes el momento perfecto, no esperes a la persona perfecta, la persona eres tú y el momento es ahora.

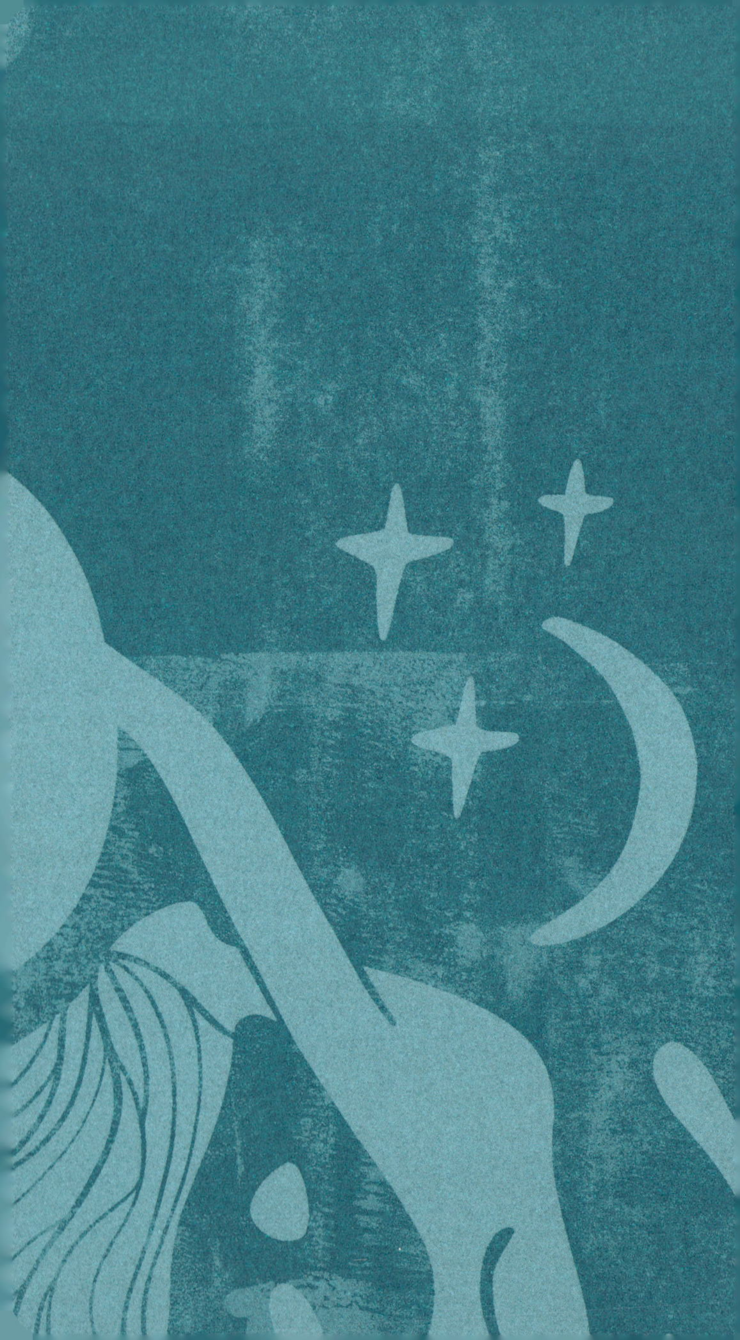

CAPÍTULO 2

Acciones

Cuando comencé con este proyecto, mi síndrome de la impostora me impidió comprometerme desde el inicio. Hablé de ello con mi amiga Miriam y ella me dio un ejemplo y un consejo sencillo que recuerdo muy a menudo: «Por poco que remes cada día, avanzarás hacia tu destino si eres constante. Remar todos los días hace que ese bloqueo o esa distancia sea menor. Pero si dejamos de remar, después cuesta más coger los remos y avanzar». Cada día que no disfrutas o no remas en la dirección que te has marcado, se pierde y, si no te sientes bien en el lugar físico o mental en el que te encuentras, sólo hay que remar, dar pasos hacia adelante.

Plasmar cada idea y cada ritual ha mejorado exponencialmente mi relación conmigo misma, me siento más plena y más consciente. No soy la misma mujer que empezó a escribir las primeras líneas, ahora me siento imparable. Cada ritual y cada reflexión han sido pasos ineludibles para alcanzar nuevas metas y ahondar en mi crecimiento personal. Ahora adoro aprender, crecer y experimentar y, como el tiempo es un bien escaso, el que tengo lo aprovecho y exprimo mil veces mejor que antes. También procrastino, es humano, pero vuelvo al eje y siempre intento mantenerme en equilibrio, que es la medida perfecta de las cosas. «En el equilibrio está la virtud», como bien dice el refrán.

El autocuidado es un puente que conecta la vida que vives con prisas y la vida que vives de forma serena, en perfecta sintonía. El autocuidado es atender a tus necesidades de hoy y anticiparte a las de mañana.

Me gusta comparar a las personas y su autocuidado con la Tierra y su atmósfera. La atmósfera se compone de varias capas y el conjunto de todas ellas es lo que convierte a la Tierra en un lugar habitable. Lo mismo ocurre con la (sana) autoestima; es esencial que tengamos esta percepción de nosotros mismos y usemos el autocuidado como una herramienta indispensable para que esa percepción sea la de una vida plena. La autoestima es la suma de cómo me veo, cómo me afecta la visión que tienen de mí los demás y todas las experiencias que he vivido y afrontado hasta la fecha. **Dale a tu autocuidado el lugar que merece y observa el nivel en el que se encuentra tu autoestima.** Ambas cosas, junto con tus relaciones y decisiones, marcarán tu nivel de felicidad y bienestar lo largo de la vida. Decide, diseña y disfruta cada paso que des a partir de ahora.

Autoestima y autocuidado, ambas herramientas te protegen como un chubasquero cuando comienza a llover y estás fuera explorando. A medida que más vivas, más te relaciones, más elijas tu entorno, tus acciones y tus decisiones, más densas y seguras serán las capas que te protejan.

El objetivo de este libro es que descubras tu fórmula mágica para sentirte bien contigo y comiences a vivir la vida que mereces, que la falta de tiempo, motivación y ganas dejen de ser un problema y por fin dejes de sentirte culpable cuando piensas en ti. Conseguirás que el autocuidado se quede contigo para siempre, porque será la demostración más clara que encuentres de amor propio y autoestima sana.

¿Por dónde empiezo?

Y justo ahí, con esa pregunta, es donde empieza la primera revolución. La de ser consciente de que tú eres y debes ser el centro de tu vida, así como de que los cambios sólo llegarán cuando tomes decisiones. **Decide.** Pero para tomar decisiones, hay que hacerse preguntas, querer responderlas con sinceridad y pensar dónde estás y adónde quieres llegar. Puede que te guste tu vida tal y como está y aun así sientas que puede mejorar. Puede que tengas todo lo que se puede esperar, pero sientas que te falta algo. Puede que tu vida sea un desastre y necesites deshacer nudos para despejar el caos que te rodea. Puede que estés viviendo una vida que no sientes tuya y que no seas tu propia prioridad. Puede que ames tu vida, pero no puedas sacar tiempo de calidad para ti misma. Puede que tampoco logres sacar tiempo de calidad para nadie y eso también te ponga triste. Puede que dediques tu tiempo y tu energía a actividades que no te interesan ni te llenan. En todos estos casos, el autocuidado es para ti.

A lo largo de estas páginas, leerás muchas definiciones de lo que en la práctica es el autocuidado, todas ciertas y todas, o la mayoría, conectarán contigo. Porque **todo el mundo necesita pensar en sí mismo y sus necesidades para sentirse bien.** En la vida necesitamos bienestar y el autocuidado nos enfoca en ello si lo convertimos en nuestra meta de cada día.

2.1 INTROSPECCIÓN

La introspección es una forma activa de conocerse y reflexionar sobre nosotras mismas y sobre todo lo que nos rodea. Para ello, es importante parar y dedicarse el tiempo necesario. Puede ser lo más importante que hagas por ti misma en años.

Si dedicamos tiempo al autoconocimiento y la introspección, nuestro autocuidado será más efectivo y eficiente, porque, al conocernos más y mejor, será más sencillo elegir, tomar decisiones y acertar en cuanto al autocuidado que necesitamos.

Para comenzar con la introspección, puedes hacerte algunas preguntas que te inviten a reflexionar y tomar consciencia sobre quién eres, en qué momento estás y hacia dónde quieres ir. Sobra decir que hay que tomárselo en serio, que hay que parar, pensar y escribir. De nada sirve sólo sostener un diálogo en tu cabeza. Y mucho menos pensar que esto no servirá para nada. No te boicotees. No eres consciente aún de lo poco que te conoces y de lo lejos que puede llevarte el tiempo que le dediques a la introspección.

Las preguntas nos darán respuestas que quizá nunca habíamos escuchado. Para conocerte, todas las preguntas son válidas y las respuestas sólo están dentro de ti. Ninguna pregunta es demasiado simple, tonta ni general, porque al leerlas le darás el enfoque que se adapte a tu nivel de autoconocimiento y tu trabajo de introspección. Cada respuesta será una luz que enciendas y cada reflexión que hagas será un avance en tu crecimiento personal.

Practicando el autoconocimiento me di cuenta de que pienso y reflexiono mucho más de lo que era consciente. Pero no le sacaba todo el jugo a ello. No sacaba todo el aprendizaje, por eso es tan importante parar. ¿Pero quién tiene tiempo para pararse a reflexionar? Cuando comprendas qué es lo importante, lo tendrás.

Suelo analizar lo que ocurre y para qué ocurre, también a las personas, sus palabras, su energía, cómo vibran, cómo visten, su postura, su actitud, su disposición o su forma de relacionarse. Me encanta imaginar su personalidad basándome en lo que observo y aprender de ellas, debato conmigo misma sobre lo que creo y parece real cuando las miro, me doy de frente con los prejuicios que puedo llegar a tener y uno a uno los voy desmontando, porque en realidad no podemos permitirnos el lujo de juzgar. ¡Es demasiado injusto catalogar a alguien o clasificarlo porque en realidad no sabemos cómo es! Una imagen o una actitud concreta es información sesgada que puede ser acertada o no. Sin embargo, cada gesto o actitud nos dice algo, y podemos hacer una lectura y sacar un aprendizaje que nos enseña tanto de los demás como de nosotras mismas. Cada pequeño detalle, persona o experiencia tiene algo que enseñarnos.

Al comenzar con la introspección, me di cuenta de que había mucho pudor en mis primeras respuestas (nunca piensas que escribir sobre ti misma pueda ser tan poderoso, por favor, confía y haz la prueba) y mucha verdad en cuanto supe que hacerlo me ayudaría a crecer y desarrollarme como persona.

Nuestra mejor versión ya está dentro de nosotras y sale a relucir cuando realmente empezamos a creer en nuestras capacidades, a crecer por dentro, a conocernos y, por fin, damos paso a todo nuestro potencial.

Te dejo algunos ejemplos a continuación para adentrarte en el autoconocimiento; sólo hay respuestas correctas, tu respuesta lo será.

- **¿Quién soy?** Intenta dar una respuesta alejada de tu profesión.
- **¿Qué me define?**
- **¿Qué me preocupa?**
- **¿Qué me hace feliz?**
- **¿Qué es lo más importante de mi vida?**

Será muy interesante si te paras a reflexionar y a escribir ahora mismo tus respuestas, puedes empezar ya tu libreta **Introspección**. Después hazlo de nuevo al terminar con estas páginas y repítelo dentro de un año o cada cierto tiempo (¡agéndatelo!). ¡Vas a alucinar!

No puedes divertirte si ni tú misma conoces la manera en la que te lo pasas bien. Nadie puede cuidar de ti, excepto tú. Por eso, es primordial que te conozcas, para dar más pronto con aquello que de verdad necesitas. Debes escuchar tanto a tu mente como a tu intuición, tu corazón y tu cuerpo y debes saber reaccionar a tiempo a tus necesidades. Y es fundamental que te dediques tiempo. Sí, ése que nunca parece suficiente y nos falta.

2.2 ENCUENTRA TU PROPÓSITO

El autocuidado nos servirá para parar, pensar y preguntarnos qué necesitamos en cada momento. Nuestras necesidades varían y nuestros sentimientos, valores y emociones forman una parte muy importante de nuestra vida y hay que darles el lugar que se merecen.

Si algo realmente te importa, tendrá lo más valioso que posees: tu atención y tu tiempo. Y no hay nada más valioso que tú misma, aunque te resistas a creerlo y mentalmente te quites importancia, una vez más. Por tanto, dedícate de una vez el tiempo y la atención que mereces y crea la vida que quieres vivir, llénala de momentos felices y de aprendizajes. A veces sólo hace falta ser consciente de nuestro valor y de lo que nos rodea para disfrutarlo.

Todos y todas tenemos un objetivo o una misión vital, nuestro propósito de vida (si aún no lo has descubierto, puede que el momento esté cerca). Pero no te preocupes, que no sepas verbalizarlo no quiere decir que no esté ocurriendo ni que no estés ya en el camino para conseguirlo.

Hay días que nos levantamos y pensamos que la vida no tiene sentido y hay noches que nos acostamos y no sabemos muy bien qué hacemos aquí. El ser humano está siempre en esa búsqueda, como cuando un animal olfatea en busca de su comida, sabe que está ahí, aunque no la vea.

Muchas veces no pensamos en nuestro propósito de vida porque nos consideramos demasiado normales, demasiado humildes. No nos cabe en la cabeza que tengamos una misión y que estemos destinados a hacer del mundo un lugar mejor. Y lo cierto es que sí la tenemos. Nos da pudor pensar que podemos llegar a ser más de lo que creemos que somos, a ser grandes, un referente o una persona necesaria para ayudar a alguien y lograr grandes cosas en nuestra sociedad, pero la realidad es que todos somos grandes y necesarios en nuestra parcela del mundo; pensar lo contrario es menospreciar al prójimo y a nosotros mismos. Si con nuestro propósito logramos ayudar a una sola persona, habrá merecido la pena la búsqueda de nuestra misión vital, porque si ayudáramos a una persona cada día, serían muchas a lo largo de nuestra vida. Y lo más importante: con la búsqueda de nuestro propósito, al final a quien más ayudamos es a nosotros mismos y a nuestra propia realización, porque obtenemos respuestas y se pone de manifiesto todo lo que somos capaces de hacer por los demás. No privemos al mundo, ni a nuestro entorno, ni a nosotras mismas de ello. Encuentra tu propósito, tu vocación no reglada. Nunca es tarde, porque estar vivo es la única condición para ello.

Te animo a que, en este punto, acudas de nuevo a tu libreta **Introspección** y hagas una lista de **«Cosas que quiero probar/aprender/intentar»,** que se relacionen con tus gustos, pasiones y habilidades exploradas o por explorar.

Por ejemplo: *Quiero aprender a pintar con acuarelas. Quiero probar el submarinismo. Quiero vivir un año en Australia.*

Dedica el tiempo que necesites a esta lista. Al final del libro volveremos a ella.

Para encontrar y definir bien tu propósito, debes identificar tus valores y definir cuáles son los más importantes y necesarios en tu vida.

2.3 IDENTIFICA TUS VALORES

Valores, eso tan abstracto que todo el mundo suele comprender, pero pocos saben explicar. La definición que más encaja conmigo es ésta: «Los valores son el conjunto de palabras que engloban principios, cualidades y nos definen en todos los aspectos de nuestra vida por la elección de los mismos y la importancia que le damos a cada uno de ellos». Es lo que hace que, en lo esencial, nos sintamos bien viviendo y eligiendo determinadas cosas.

Todos nacemos con un catálogo extenso de valores, nuestras experiencias vitales hacen que desarrollemos unos y otros se vean modificados. La manera en que nos eduquen y los hechos que ocurran en nuestra vida nos hacen ser de una única y determinada manera. Uno de mis valores más elevados es la lealtad. De forma innata o aprendida, yo me considero una persona muy leal, es un valor muy importante para mí y que valoro también en los demás. Cuando conocemos a las personas, además del *feeling*, solemos encajar más o menos si nuestros valores son similares o complementarios. Porque, aunque tú no seas consciente de qué valores son importantes para ti, van incrustados en tu persona. **Son el resultado de tu naturaleza más tu educación y tus experiencias.** A lo largo del tiempo, tus valores pueden cambiar, modificarse o alterar su orden en tu propia escala. Tus valores definen tu forma de vivir y de entender la vida. Gracias a tus valores, establecerás mejor tus prioridades. Y, establecidas bien tus prioridades, tomarás mejores decisiones.

Para definir mis valores, he realizado un ejercicio sencillo y efectivo. En una lista he anotado unos sesenta valores, los he ordenado alfabéticamente; este método me aporta claridad mental y me resulta más sencillo decantarme por un valor u otro, más que si están clasificados de otra manera.

De un tirón he señalado todos aquellos valores que encajan conmigo, intuitivamente lo sabes. Después los he separado en dos listas: la primera es **«Qué valores me definen»** y la segunda se llama **«Qué valores son importantes para mí»**. He dado un segundo repaso a la lista para incluir algunos valores que no venían en la primera y me representan o son importantes. Y sí, he conseguido una lista de 18 valores que me definen a la perfección y con los que me siento alineada en este momento de mi vida.

Qué valores me definen

Qué valores son importantes para mí

Cada una de las listas contiene valores diferentes que dan coherencia y sentido a la vida. **Así eres, así te manifiestas y así te relacionas. Estos valores nos ayudan como un hilo invisible a unirnos y empatizar y conectar con las personas.** Son los valores los que, sin saber por qué, te hacen encajar con una persona o tener posturas irreconciliables. Y no pasa nada, todos somos valiosos, nadie nos obliga a relacionarnos con personas con las que no nos sentimos a gusto. La mayoría de las personas suelen coincidir o complementarse en lo esencial, en lo importante.

Te dejo a continuación mi selección de valores (puedes añadir todos aquéllos que consideres importantes y no estén) para que puedas hacer tú misma este ritual/ejercicio que se encuentra al final del libro y determines de forma clara cuáles son los tuyos; esos valores que te mueven, te impulsan y construyen tu vida.

Valores personales	Valores humanos	Valores sociales
Amabilidad	Amor	Respeto
Lealtad	Amistad	Altruismo
Honor	Bondad	Colaboración
Libertad	Fraternidad	Empatía
Paz	Honradez	Compasión
Responsabilidad	Solidaridad	Sinceridad
Tolerancia	Familia	Comprensión
Valentía	Generosidad	Honestidad
Autocontrol		
Superación	**Valores estéticos**	**Valores éticos**
Perseverancia	Belleza	Heroísmo
Disciplina	Armonía	Independencia
Ambición	Equilibrio	Convicción
Positivismo		Vitalidad
		Voluntad
		Convivencia

Valores profesionales	Valores universales
Compromiso	Respeto a la libertad del otro
Compañerismo	Dignidad
Ética	Igualdad
Esfuerzo	Justicia
Flexibilidad	
Adaptación al cambio	
Paciencia	
Valores intelectuales	**Valores morales**
Lectura	Cortesía
Sabiduría	Fidelidad
Curiosidad	Laboriosidad
Inteligencia	Modestia
Investigación	Prudencia
Análisis	Confianza
	Gratitud

Un siguiente paso sería analizar nuestro entorno y sus valores, y detectar el impacto que tienen en nosotros. En una nueva lista incluiríamos a las personas que están en nuestra vida y que podemos clasificar de la siguiente manera:

- **Familia muy próxima con la que mantengo contacto estrecho.**

- **Mi círculo de amigos, a los que veo y con los que hablo o escribo a menudo.**

- Mi círculo de amigos, a los que no veo habitualmente, pero son importantes.
- Personas con las que me relaciono en el trabajo, que es donde solemos pasar más tiempo.

Es recomendable hacer este ejercicio con aquellas personas de la clasificación anterior con las que de verdad sientas que tienes que hacerlo, con las que más choques o peor te entiendas, aunque estéis muy unidas. El análisis de las personas y las situaciones nos da conocimiento y el conocimiento nos da el poder de tomar buenas decisiones. Pensando en ellas, nos daremos cuenta de que no consideramos a tantas personas importantes o imprescindibles y que, por desgracia, a veces nos rodeamos de algunas que nada tienen que ver con nosotras e incluso pueden ser tóxicas. También puede ser que algunas personas fueran importantes en un momento dado o lo serán en alguna ocasión. Muchas personas de tu día a día están ahí por alguna razón, otras quizá no. Si sientes que ya han cumplido su cometido o su labor, y tú el tuyo con ellas, quizá sea el momento de dejarlas ir.

Una vez tenemos a esas personas anotadas, intenta atribuir sin forzar algunos de los valores de tu propia lista y, si no terminan de encajar con ellos, trata de buscar una alternativa evidente:

- **No es altruista pero sí es generosa.**
- **No es empática pero sí compasiva.**

Aquellas personas que no encajen en tu lista de valores o incluso tengan valores opuestos no tienen por qué pertenecer a tu entorno más íntimo, a veces es necesario poner distancia y tomar decisiones. Tener claros tus valores te permitirá alinearte con personas afines, crear sinergias y vínculos irrompibles. Igual que para muchas personas es importante tener un estilo similar a la hora de vestir, también lo es conectar con los valores, y esto se traducirá en construir tu propia red de seguridad dentro de tu entorno. Lograr descifrar cuáles son nuestros valores y vivir conforme a ellos facilitará que tu entorno esté en sintonía contigo y te sientas en paz. Si lográsemos que esto ocurriera más a menudo recuperaríamos la confianza perdida en nosotras mismas, hablaríamos más y nos escucharíamos mejor, nos empoderaríamos y empoderaríamos a otros. Lograríamos más poder en una sociedad que es aún muy dañina para la mujer, donde incluso en algunos países no tenemos los mismos derechos que los hombres. Todavía se nos clasifica, cosifica, juzga y menosprecia por nuestro cuerpo y se nos ningunea sin tan siquiera habernos escuchado.

Cuánta verdad y cuánto daño hace la frase «Somos nuestras peores enemigas» cuando se habla de una misma y también cuando se habla entre mujeres. Quitemos el foco a la crítica y a mirar por encima del hombro. En el fondo, todas queremos sentirnos útiles y felices, nadie es feliz dañando a los demás. Eliminemos la envidia y elijamos la responsabilidad, porque somos responsables de nuestros actos igual que de nuestras actitudes. Y no hay nada mejor que conocerse para tener todas las herramientas y vivir una vida plena y con propósito.

Sin lugar a dudas, aunque me cueste ponerlo en palabras, mi objetivo es conseguir que cada día más mujeres se den su lugar, se quieran, se mimen, logren aquello que desean por loco que parezca, se empoderen y empoderen a otras, para que así la cadena siga y nunca se rompa. Porque vivimos en un mundo donde no se nos respeta, se nos desplaza y se normaliza que nos veamos llenas de defectos cuando la mitad no son ciertos y la otra mitad no son tan visibles ni importantes como a nosotras nos han hecho pensar. Podemos agachar la cabeza o levantarla bien alto y decidir que podemos cambiar nuestra vida a mejor. Cuantas más seamos las que nos demos la mano, menos común será culpabilizarse o competir entre nosotras.

Piensa en el verdadero motivo y el fin por el que haces lo que haces y vives como vives. Piensa en qué te hace levantarte por las mañanas.

- **¿Para qué estás en este mundo?**
- **¿Para qué estás en este momento de tu vida rodeada por quien te rodea?**
- **¿Qué se te da bien? Está prohibido decir y pensar que «nada».**
- **¿Qué te ha resultado sencillo desde pequeña y a los demás no?**
- **¿Qué te apasiona?**
- **¿Te apasiona aquello que se te da bien? Si no hubiera límites, ¿cuál sería tu pasión? ¿A qué dedicarías el tiempo?**

¿Por qué lo has abandonado?

Escribe sin límites en tu libreta **Introspección.**

Tu talento es algo innegable y no se agota, permanece dormido mientras no lo explores. Ese talento te hace diferente y es tu medio para mejorarte a ti y al mundo si lo compartes. No sólo los artistas tienen talento. Y no hay que ser el mejor cantante, ni el mejor en nada, para vivir con ello y de ello, explorarlo y explotarlo. Todos poseemos talentos y es tu trabajo y tu responsabilidad encontrarlos. ¿Cuántos millones de libros hay en el mundo? ¿Cuántos miles se publican cada día? ¿Qué hago yo escribiendo un libro si hay muchas otras personas (y más preparadas) que ya lo han hecho y seguramente mucho mejor que yo? Este discurso es el que no debe acompañarte, y yo lo he pensado y lo he escrito, pero en el fondo no es lo que siento y la prueba de ello es que tú me has elegido, me tienes entre tus manos y me estás leyendo, y tengo ganas infinitas de ayudarte a que el autocuidado sea tu mejor decisión, tu mejor herramienta.

Esta sociedad nos limita, pero no olvides que eres la dueña de tu vida, si quieres. Y aunque durante muchas horas cada día tengas que cumplir con tu trabajo o tus responsabilidades, tú puedes y debes decidir en qué emplearás el resto del tiempo. Quizá haya muchas cosas que no puedas cambiar, pero el foco no debe estar ahí, sino en tu persona y en tus decisiones, y conocerte es el camino. Atrévete a diseñar tu vida desde cero. Nada es eterno y **casi nada es tan grave, ni tan importante.** Eso ya debe de haberte quitado un gran peso de encima. No te quites valor, porque lo tienes y ¡es incalculable!

Solemos olvidarnos demasiado rápido de nuestra valía y yo para esto tengo algunos trucos. Algunos de ellos, cuando dudo de mí misma, son los siguientes:

Amiga: busco a esa persona, a esa amiga (o a mamá) que siempre está dispuesta a decirte lo que de verdad necesitas.

Verbaliza: pongo en palabras esos pensamientos antes de que se conviertan en un runrún nada útil y se enquisten.

Sintetiza: tratar de ser concisa me hace ir a la raíz, a lo esencial de lo que me preocupa y así verlo con más claridad.

Validación: como me conoce bien, esa persona sabe recordarme aquello que yo he olvidado: mi valor, mis cualidades, mis circunstancias, mi propósito.

Recordar: como las tecnologías deben trabajar a nuestro servicio y no al contrario, guardo ese mensaje (texto o audio) como destacado o me lo reenvío a mí misma, para volver a él cuándo lo necesite. O lo transcribo a modo de diario en mi libreta de **Introspección**. Es fundamental dotarnos de herramientas y ésta es una de ellas. (A esta sección en mi libreta la llamo «Kind reminder» ['Amable recordatorio'].)

A veces sólo necesitamos mirarnos a través de alguien que nos quiere para recordar cuánto valemos.

Tanto si ahora puedes recurrir o no a esa amiga o a esa persona importante para ti, piensa y elige dentro del abanico infinito de posibilidades qué es lo que te motiva a seguir adelante, qué es lo que quieres recordar cuando sea mañana. En qué lo das todo y qué eres feliz haciendo. El para qué es la meta de la vida, es lo que te dará más momentos de felicidad, llegando a más personas.

Otra forma de recordarte cuánto vales es hacer una lista (¡me encantan!) de todo lo que se te da bien. Si al principio no se te ocurren más de cinco cosas, por favor, no dudes en preguntar a quienes te rodean y te quieren. Ejemplo:

- Se me da bien escuchar.
- Se me da bien organizar planes y eventos.
- Se me da bien cocinar.
- Se me da bien economizar el espacio.
- Se me da bien aconsejar a mi madre cuando voy de compras con ella.
- Se me da bien llegar a acuerdos.
- Se me dan bien los idiomas.

¿Sabrías ahora contestar a esta pregunta? ¿Cuál es mi propósito en la vida?

Si aún no lo tienes claro, pero lo sospechas, insisto en que trates de escribirlo. Cuando escribimos, nos expresamos mejor y podemos tomar un poco de distancia con nuestros pensamientos y organizar nuestras ideas.

Escribe:

Quiero...

En mi caso, comparto con vosotras mi propósito:
Quiero dedicarme a escribir y dar charlas y talleres para empoderar a mujeres y que vivan la vida que quieran.

Ahora, con tu frase pensada y escrita, analiza si estás viviendo según tu propósito o si aún no estás alineada con él. Piensa en si en tu día a día realizas alguna acción relacionada con ello o que te acerque a él.

Responde a las siguientes preguntas:

- ¿Me levanto por las mañanas motivada?
- ¿Trabajo donde me gustaría?
- ¿El trabajo es importante para mí?
- ¿Qué me encanta de mi trabajo?
- ¿Qué hace que no sea para mí?
- En el caso de plantearme un cambio, ¿cuál sería una buena opción para mí?
- ¿Este trabajo me acerca a mi propósito?

(Recordemos que a veces el trabajo puede no ser el fin, pero sí el medio para llegar adonde queremos en cualquier sentido y es algo totalmente válido, bien porque nos da estabilidad, bien por el dinero que nos permite formarnos, ahorrar u otros motivos.)

- ¿Qué me apasiona?
- ¿Cuáles son mis mayores cualidades?
- ¿Podría vivir de mi pasión? ¿Cómo? ¿Puedo mejorar en ello?

Puede que estas preguntas no encajen en este preciso momento vital que atraviesas; aunque creas que estás donde quieres estar y haces lo que quieres hacer, no cuesta nada, contéstalas. Piensa tus respuestas, escríbelas y léelas. Si has sido sincera, como no puede ser de otra manera, sentirás que hay cosas que se pueden seguir aprendiendo, experimentando y viviendo. Hacerse preguntas es la única manera que tenemos de cuestionarnos y rescatar información de nuestro subconsciente, porque hay cosas que pensamos que no se pueden cambiar y otras que ni siquiera nos planteamos y se merecen que les demos una vuelta.

Todas deberíamos tomar decisiones respecto a nuestra vida de forma libre, sin cohibirnos y sin que nos juzguen, pero esto último no depende de nosotras. Y como no depende, no nos debe importar demasiado. Las opiniones que no aportan, no importan. Crea tu camino.

¿Cuántas decisiones has tomado hasta ahora que no han sido en realidad tomadas por ti? Demasiadas.

Mi camino lo empecé a crear cuando suspendí mi primer examen en la carrera que me vi abocada a elegir y no me gustaba. Después comprendí que no era para mí y no quise alargarlo más. Ese camino no era el mío, Empresariales no era mi lugar, simplemente me dejé llevar. Hasta el primer año de universidad había vivido desconectada de lo que era buscarse la vida, preguntar, investigar, la burocracia y demás. Cuando me di cuenta de que eso no era lo que quería, busqué otras opciones alternativas y tuve que desenvolverme y probar. Sólo el tiempo diría si ése era el camino que me llevaría a la meta o si tendría que dar aún algunas vueltas más.

Como hablábamos en la búsqueda de nuestro propósito, hay que comenzar a crear nuestro camino. Nuestra vida soñada, ésa que anhelamos, se compone al 80 por ciento de nuestras decisiones y en otro 20 por ciento de dejarse llevar y aceptar.

Piensa en tu camino, el que has recorrido hasta ahora.

- **Tu camino hasta hoy.** De trazo más débil, sin rumbo, mediocre, con altibajos porque no te conocías lo suficiente, no sabías cómo gestionar situaciones, personas, sentimientos y emociones.
- **Tu camino a partir de hoy.** De trazo más fuerte, más seguro, más vital. Puede que alguna vez tengas que dar marcha atrás, los altibajos siempre existirán, pero serán menos acusados porque has empezado a recopilar herramientas y recursos. Si no sabes algo, investigas, preguntas o buscas ayuda. Ya tienes un plan y por eso avanzas y mejoras.

Y ahora que ya sabes qué te ha traído hasta aquí y empiezas a conocerte, diseña por dónde quieres caminar, adónde te gustaría llegar, cómo te gustaría sentir. Nada ocurre por azar, nada es casual. Y lo más importante: no estás sola, aunque a veces sea inevitable, no lo estás. Siempre hay un punto de apoyo, de referencia, un pilar, un modelo y un ejemplo que nos guiará hasta que sepamos ir hacia delante solas. Estás en el camino de conocerte y saber gestionar con tu entorno cualquier situación a la que os enfrentéis. Y si no es así, puedes recurrir a profesionales o expertos, que para eso existen, para ayudarnos en aquellas materias que se nos resisten en momentos determinados. Nadie lo sabe todo de todo, pero si nos apoyamos en aquellas personas que se han especializado en una materia, ahorraremos tiempo, esfuerzo y energía.

En este punto de tu vida, y en todos, tú decides. Lo maravilloso es que empiezas a ser consciente y a querer pasar a la acción.

Cuando eres madre, parece que te detienes. Cuando eres madre, parece que lo correcto y lo que se espera de nosotras es que la maternidad sea nuestro papel principal. No me cabe duda de que es uno de los más importantes y trascendentales, cambiar nuestras prioridades suele hacernos replantear nuestra propia vida e incluso puede llegar a tambalear todos nuestros cimientos. Pero no somos sólo madres, nunca seremos sólo eso, aunque sea lo más importante para nosotras siempre o en un momento preciso de nuestra vida.

En mi caso, y sin que mis hijos dejen de ser prioritarios para mí, yo he decidido seguir creando mi camino y he seguido adelante en otras facetas esenciales para mí. Mantener el equilibrio es realmente complicado. Si lo piensas, dejar tu vida de lado tampoco es realista, eres una persona con inquietudes y necesidades más allá de la maternidad. Por más demandantes que sean tus hijos, a lo largo del día haces más cosas que ser madre, y tu vida continúa quieras o no quieras, de forma paralela e independiente a la de tus hijos. Que consciente o inconscientemente decidas por un tiempo no hacer caso a tu persona para centrar toda tu energía, toda tu pasión y todo tu tiempo en tus hijos puede ser tu decisión, totalmente respetable, pero no te hace mejor madre ni mejor persona ni es imprescindible.

Es preciso desconectar de cualquier labor que realices durante muchas horas a lo largo del día. **Es necesario, saludable y recomendable que desarrolles actividades que te llenen, para así nutrirte por dentro,** sentirte bien con eso que haces y, a su vez, poder compartirlo con los que más quieres y también enriquecerlos. Todos ganan, no sólo tú. El autocuidado es un *win-win*.

En mi caso, no quiero dejar en pausa mi vida hasta que mis hijos sean mayores y comiencen la suya propia, no quiero dejar de tener tiempo para mí y tampoco quiero dejar de hacer planes sin ellos. Quiero seguir creciendo, aprendiendo, viviendo y nutriéndome porque sé que eso también los enriquece. Sin ir más lejos, que mi pareja y yo tengamos planes independientes, el uno sin el otro, supone un soplo de aire fresco también para la relación, algo nuevo que contarnos, algo nuevo que aprender a través de los ojos del otro, son vitaminas para la vida familiar y de la pareja.

Con las decisiones que me hacen avanzar en mi camino, también estoy moldeando la persona que quiero ser y, además, algo que también es muy importante, estoy dando ejemplo, algo que es positivo para mi entorno y para mis propios hijos. Ellos deben crear su camino también y, si es posible, antes de lo que yo lo hice, tomar sus propias decisiones. Si observan desde pequeños que tanto su padre como su madre son felices y ven cómo creamos nuestra propia felicidad, ellos se sentirán seguros para tomar las decisiones que los hagan felices y que les permitan crear la vida que quieren. De nuevo, incido en que nunca es tarde, pero es mejor que te des cuenta y lo hagas cuanto antes.

Cuando estaba en el colegio, y desde bien pequeña, siempre me ha apasionado escribir, pero nadie creyó en mí en ese momento y eso acabó determinando el camino de mi vida hasta el punto de que renuncié a ello. Todo lo que escribí aquellos primeros años de mi vida, todos los blogs que comencé hace ya muchos años, terminaron en la basura. Daba más valor a las opiniones de los demás que a la mía propia; sin embargo, cuando comienzas tu camino desde la introspección, terminas escarbando dentro de ti y encontrando tu esencia, y así es como redescubrí lo importante y sanador que era escribir. Es algo que está dentro de ti como el corazón o los pulmones, ocupan un gran lugar y te hacen sentir vivo, tanto como el sol por las mañanas.

Busca en tu interior, encuentra lo importante, haz tu camino y crea de una vez tu vida activamente. ¡Pasa a la acción!

2.4 IDENTIFICA Y SIENTE TUS EMOCIONES

Como primera toma de contacto con las emociones, te recomiendo encarecidamente que veas la película *Del revés* de Pixar, una joya para todas las edades. En ella, a través de los primeros años de vida de Riley, una niña de once años, y en un lenguaje muy sencillo, aprendemos cuáles son las cinco emociones básicas:

Alegría. En principio es quien lleva el timón, la responsable de celebrar logros y mantenerse optimista. La alegría nos ayuda a identificar y repetir aquellas conductas que nos sientan bien.

Tristeza. Es una de las emociones más importantes y quizá la más diferente a las demás. La tristeza es necesaria para crecer, nos permite analizar situaciones, canalizar experiencias y también cerrar etapas.

Asco. Como bien explican en la película, nos protege física y emocionalmente, evitando tanto que comamos algo en mal estado como que vayamos mal vestidos.

Miedo. Gracias a él establecemos el límite a veces muy fino entre lo seguro y lo peligroso, sin distinguir si el peligro es real o imaginario. El miedo se encarga de nuestra supervivencia y de que estemos siempre alerta.

Ira. La ira da un golpe en la mesa y nos defiende de las injusticias, y sale a relucir cuando vulneran nuestros límites o nuestros derechos o dañan a nuestros seres queridos.

Éstas son las cinco emociones básicas, pero gracias a esta película aprendemos otro concepto muy interesante y básico que quizá ni te habías parado a pensar:

Los recuerdos esenciales. Son aquellos episodios que nos marcan y suelen ir acompañados de una emoción potente que los convierte en un recuerdo determinante en nuestra vida y que se anclan en nuestro ser.

Otro de los conceptos que se explican de forma sencilla y brillante es el de **la memoria a largo plazo** y su funcionamiento. A lo largo del día, cada recuerdo se convierte en una cápsula brillante del color de la emoción predominante. Al final del día, todas esas cápsulas pasan a unas enormes estanterías en forma de laberinto llamado «largo plazo». Con el paso del tiempo, esos recuerdos, dependiendo de si los hemos necesitado, recordado o no los hemos vuelto a usar, van filtrándose y eliminándose para dejar sitio a otros nuevos.

A medida que crecemos, aparecen más emociones y se van entremezclando entre ellas y haciéndose más complejas. (Sin embargo, nada ni nadie nos ha dado información sobre ellas ni cómo podemos gestionarlas.) Así, un mismo recuerdo en forma de cápsula puede tener varios colores o emociones, porque los humanos terminamos siendo seres muy complejos. Partiendo de las básicas o más puras, se considera fundamental aprender nuestras propias emociones para así trabajar en nuestra inteligencia emocional.

Quizá sea el momento de hacerte con un «emocionario». Aunque te sorprenda, no hay emociones malas ni negativas, todas las emociones son importantes y necesarias, todas tienen una razón de ser. Por eso, es primordial identificarlas para comprender aquello que nos está pasando y canalizarlo e incluso saborearlo de la mejor manera posible. No podemos atender algo debidamente si no lo conocemos o no nos damos tiempo para ello. Cada emoción tiene un mensaje, nos da una información única de cómo nos sentimos, de lo que está ocurriendo y de cómo lo estamos afrontando. Algunas emociones no vienen solas, sino que aparecen mezcladas o disfrazadas unas de otras. Cada emoción que no gestionemos en el momento correctamente identificándola, comprendiéndola, canalizándola y gestionándola, no va a desaparecer; se acumulará y se enquistará transformándose a la larga en una carga emocional que nos costará muchísimo resolver. Por eso es tan importante autoconocerse, hacerse preguntas y darse el tiempo de hacerlo.

La inteligencia emocional, que se aprende poco a poco, nos ayudará a sentirnos mejor, a comunicarnos de forma más eficiente, a desarrollarnos plenamente y también a sufrir menos. Atrévete, sin huir, a sentir cada una de las emociones de tu interior, con miedo, con ira, con tristeza si es necesario, pero poniéndole nombre y apellido:

¿Cómo me siento? Siento tristeza. ¿Por qué? Porque me ha afectado esta situación.

¿Qué necesito? Fluir, llorar, hablar con mi madre, un abrazo, una película triste.

Y, como en la película, cuando Riley dejó salir su tristeza, pudo sentirse por fin aliviada y cerrar una etapa, para comenzar despacio la siguiente.

Tú también puedes hacerlo.

1. ¿Como te sientes justo en este momento? ¿Qué emociones has tenido a lo largo del día? ¿Has reprimido alguna? ¿Cómo te sientes la mayor parte del tiempo? Dedica los minutos que necesites a reflexionar sobre esto.

2. Visualiza y prepárate para generar las emociones que quieres sentir y los acontecimientos que quieres que pasen. Es el momento de identificar qué emociones quieres que predominen en tu vida.

3. Reflexiona y escribe. Escribir y anotar a mano afianzará todo aquello que piensas y quieres emprender. Lo ordenarás mejor en tu cabeza y lo gestionarás mejor.

4. Intenta ser positiva, aunque a veces cueste. Cada cosa que te ocurre tiene una parte positiva, aunque sea muy pequeña. ¿Qué puede haber de positivo en

la enfermedad de un ser muy querido? ¿Qué puede haber de positivo en perder todo lo que tengo por un desastre natural? *A priori*, nada, pero te voy a demostrar que sí lo tiene:

- Mensaje en positivo: el tiempo que tenemos a partir de ahora con esa persona es un regalo porque nadie sabe realmente qué nos depara el futuro, ni a la persona enferma ni a la que no lo está. La buena noticia es que nada ni nadie puede quitarnos la oportunidad de exprimir y aprovechar el tiempo de verdad y ése es un regalo que muchos no tienen.

- Mensaje en positivo: me he quedado sin nada, sin muebles, ni casa, ni recuerdos, pero tengo algo más importante: estoy viva y lo están las personas a las que quiero, y se puede salir adelante. Por eso, ante las desgracias, una vez pasado el *shock* inicial, sólo podemos dar gracias por tener la oportunidad de vivir juntos unos segundos, minutos, horas o días más. Siendo conscientes de que la suerte de saber que ese tiempo es único, inolvidable y seguramente irrepetible, es realmente un regalo.

Cuando te enfrentas a problemas graves (que no puedes revertir), todo lo demás se pone en el lugar que merece, nada es tan importante.

5. Cuando no puedas ser positiva, no lo fuerces, no lo seas. Date permiso para sentirte como necesites sentirte, pero con el añadido de identificar qué emociones estás sintiendo: rabia, ira, frustración...

Justamente es eso de lo que estoy hablando, de dejar fluir todas las emociones, las negativas también son importantes, nos dan información sobre aquello que no queremos para cambiarlo, gestionarlo o aceptarlo.

Yo, que soy positiva por naturaleza y convicción, he observado que hay situaciones o circunstancias que no puedo cambiar. No puedo ni quiero dedicar más tiempo ni energía a lamentarme por ello. Simplemente, la vida es así de injusta y jodida a veces. Y abrazo mis emociones y las circunstancias de la vida tal cual son. Y aunque es importante dejar salir la frustración y el enfado por una mala noticia, estamos de acuerdo en que no sirve de nada regodearse demasiado en ello.

No huyas de lo malo, abraza lo bueno y, desde ese abrazo, da la importancia justa a lo que no funciona de tu vida. Cambia lo que pueda cambiarse y acepta todo lo demás.

¿Y qué hacemos con la culpa? Gestiónala hasta desprenderte de ella. El autocuidado es aprender a gestionar la culpa hasta dejar de sentirla y fluir. Con culpa nunca podremos ser felices ni sentir bienestar.

Vamos a diferenciar dos tipos de culpa:

- La **culpa real o sana** que aparece cuando hemos actuado mal y somos conscientes de ello. Esta culpa nos da la posibilidad de recapacitar, rectificar y resarcir el posible daño causado.
- La **culpa neurótica** que aparece cuando sentimos que no estamos actuando de acuerdo a lo que se espera de nosotros, pero sí conforme a lo que sentimos.

Todas las mujeres nos sentimos culpables a lo largo de nuestra vida, probablemente todos los días, entre una y mil veces, y es que varios estudios han confirmado que el sentimiento de culpa se sufre con mayor intensidad por parte de las mujeres que de los hombres.

CÓMO PODEMOS GESTIONAR LA CULPA QUE HEMOS SENTIDO:

1. Identifica qué es la culpa para ti y qué sientes cuando te sientes culpable.

2. Hazte consciente de ello: escribe en una lista todo lo que te hace sentir culpable.

3. Cuestiona qué te llevó a sentirte así.

4. Reformula la realidad de esa situación como la ves ahora con una nueva perspectiva. ¿Como habría sido sin culpa y qué habría cambiado? ¿Fue tan «grave» lo que hiciste? ¿Alguien salió dañado o desfavorecido? ¿Alguien recuerda ese momento? Seguramente la respuesta de las tres últimas preguntas es un claro «no» que te va a ayudar a gestionar la culpa del presente y del futuro.

5. Reafírmate en tus nuevas creencias. Hiciste lo que creías mejor con la información y las necesidades que tenías en ese momento.

CÓMO PODEMOS GESTIONAR LA CULPA DEL FUTURO:

1. Descubre los momentos o las situaciones que te generan culpa cuanto antes.
2. Intenta ser objetiva y razona las circunstancias.
3. Averigua por qué te empiezas a sentir culpable.
4. Arguméntate las razones por las que quieres o necesitas hacer eso.
5. Razona, la culpa no sirve para nada.

Si la gestión de la culpa es tu talón de Aquiles, escribe todas las noches que creas que es necesario sobre esos momentos en los que te has empezado a sentir culpable y pregúntate por qué de forma objetiva. Yo recomiendo hacer este ejercicio en una libreta a la que llamo **Esquemas mentales.** Aquí es donde plasmo los problemas o dilemas y así los gestiono mejor. Te dejo un ejemplo a continuación:

Hoy me he sentido culpable por decirle a X que no quería hacer Y.

- ¿Por qué no quiero hacerlo? Simplemente no me apetece.
- ¿Es algo de vida o muerte para X? No.

- ¿Tiene derecho a enfadarse o a que le siente mal que sea sincera? Realmente no.
- ¿Puedo proponer alternativas o soluciones? Podemos hacerlo otro día o podemos hacer esta otra cosa.
- ¿La culpa te ha ayudado a algo? No, no me sirve para nada.
- Es el momento de que pongas estas acciones en marcha y comiences a cuidarte a ti misma.

¿CÓMO HACERLO DE FORMA EFECTIVA PARA PONERLO EN PRÁCTICA?

En el *planner* del mes, tendrás espacio para escribir tres prioridades o planes de acción.

Septiembre. Prioridades:

- Voy a cuidarme por fuera.
- Voy a leer todos los días.
- Voy a trabajar la culpa, ser más positiva o exprimir el tiempo con esta persona tan importante para mí.

Una vez establecidas esas prioridades y esa acción en la que voy a trabajar, podré desarrollar un plan de acción que me permita ir poco a poco sumando cada día.

2.5 EL DIÁLOGO INTERNO

El diálogo interno son aquellas conversaciones que mantenemos con nosotras mismas en forma de pensamientos y de manera constante. Es un diálogo que nos acerca a la persona que somos, seremos, queremos y merecemos ser o, por el contrario, nos lleva junto a la parte de nosotras que es lo opuesto, la insegura que detestamos y en la que sólo vemos faltas y defectos; todo ello nos influye a la hora de actuar y nos puede generar miedo, inseguridad o todo lo contrario.

El diálogo interno es una cadena de pensamientos que promueven un estado de ánimo concreto y que facilita que nos sintamos acorde con lo que estamos viviendo en ese momento. El diálogo interno se anticipa y nos prepara de forma acertada o no para lo que vamos a vivir. Y se basa en nuestras percepciones, nuestras experiencias y nuestros aprendizajes.

Si quieres cambiar el cómo te hablas a ti misma, podrás hacerlo, pero no será de un día para otro, tendrás que perseverar.

Es como la madre que te avisa todos los días antes de salir de casa para que cojas una rebeca porque luego refresca, porque ha comprobado por sí misma que las últimas veces ha hecho frío. Sin embargo, no ha tenido en cuenta que ya es primavera y las temperaturas tienden a subir y hoy luce un sol radiante ni que quizá tú ya sabías que debías llevarte la rebeca, pero preferías no hacerlo.

Las dos caras del diálogo interno, en este caso, las dos personas que conversan hipotéticamente serían tu madre (la parte A), que se basa en lo que has vivido y eres hasta hoy, y tú (la parte B), lo que eres simplemente y quieres ser sin todo el análisis de experiencias previas.

En mi formación como coach he aprendido a ver el diálogo interno como una oportunidad, un aprendizaje constante sobre uno mismo que nos muestra la inmensa capacidad de cambio y adaptación que tenemos.

Las dos partes del diálogo interno que conversan quieren el bien para nosotras mismas, pero lo hacen desde dos perspectivas contrarias o diferentes. Una parte es lo que soy basado en mis percepciones, mi bagaje, experiencias y aprendizajes (buenos y malos). Y la otra parte es lo que quiero llegar a ser. En este caso, ambas partes tienen una misión y un propósito positivo que hay que confrontar y desmenuzar para poder llegar a un entendimiento y que el diálogo interno no llegue a dominarnos.

- **La parte A quiere protegerte. Conoce la herramienta: la rebeca. Quiere que la uses.**
- **La parte B quiere seguir protegida. Conoce la herramienta. Quizá quiera buscar otras herramientas. Podrá usarla o no.**

Un diálogo interno saludable es aquél que te permite conocer y explorar las circunstancias como son:

A: «Ayer necesité la rebeca y me la llevé. Puede que sea conveniente llevármela también hoy. Me sentí bien cuando me la puse. Me hizo falta».

B: «Tengo la posibilidad de llevarme hoy la rebeca, considero que hoy hace más calor. No la necesito».

¿Qué ocurre cuando este diálogo interno deja de ser constructivo y positivo? Que nos hace daño, nos vuelve inseguras y nos paraliza.

A: «Ayer te hizo falta la rebeca: si no la hubieras cogido, te habrías muerto de frío. Menos mal que te la llevaste, menos mal que estoy aquí para recordártelo, no eres capaz de pensar un poco y hacerlo tú misma. Como se te ocurra salir sin rebeca, lo vas a pasar mal».

B: «Necesito esa rebeca, me siento mal e insegura si no la llevo. No quiero equivocarme, no quiero hacerlo mal. Ay, Dios, menos mal que has estado encima de mí para recordármelo. Me llevo la rebeca finalmente, por miedo, no porque la necesite».

¿Cómo podemos darnos cuenta y reconvertir un diálogo semejante en un diálogo interno saludable? Recurriendo a los hechos, tratando de ser objetivas, realistas y verbalizando qué está ocurriendo en realidad.

Al principio, como siempre, es mejor que lo escribas. Acude al apartado de **Esquemas mentales** de tu libreta. Después coloca ambas caras una frente a la otra y averigua cuál es la intención de cada una, la parte positiva y constructiva que nos va a ayudar en esta ocasión a enfrentarnos a la situación que tenemos delante.

A y B dialogando:

—Sí, ayer me hizo falta la rebeca.

—De eso nada, ayer no hizo tanto frío ni necesité ponerme la rebeca tanto tiempo. Si no me la hubiera llevado, no habría pasado nada tan grave. De hecho, hoy no me la voy a llevar y estoy segura de que es la decisión correcta.

El diálogo interno nos alerta en función de lo ya vivido o experimentado y de acuerdo a cómo lo vivimos y nos sentimos en esas situaciones. Muchas veces las situaciones son de una manera, pero nuestra percepción (basada en nuestras inseguridades y miedos) hace que las veamos de una manera muy distinta.

Imagina que estás ante un examen. Tu diálogo interno puede ser muy diferente, dependiendo de lo preparada que te sientas, el tiempo que hayas dedicado a estudiar, el respeto que le tengas a la materia y, sobre todo, cómo te has enfrentado a situaciones similares en el pasado.

Tratar de delimitar de forma objetiva qué es real, qué nos ayuda y qué nos impulsa o limita es la clave. Y esto es parte de nuestro autocuidado.

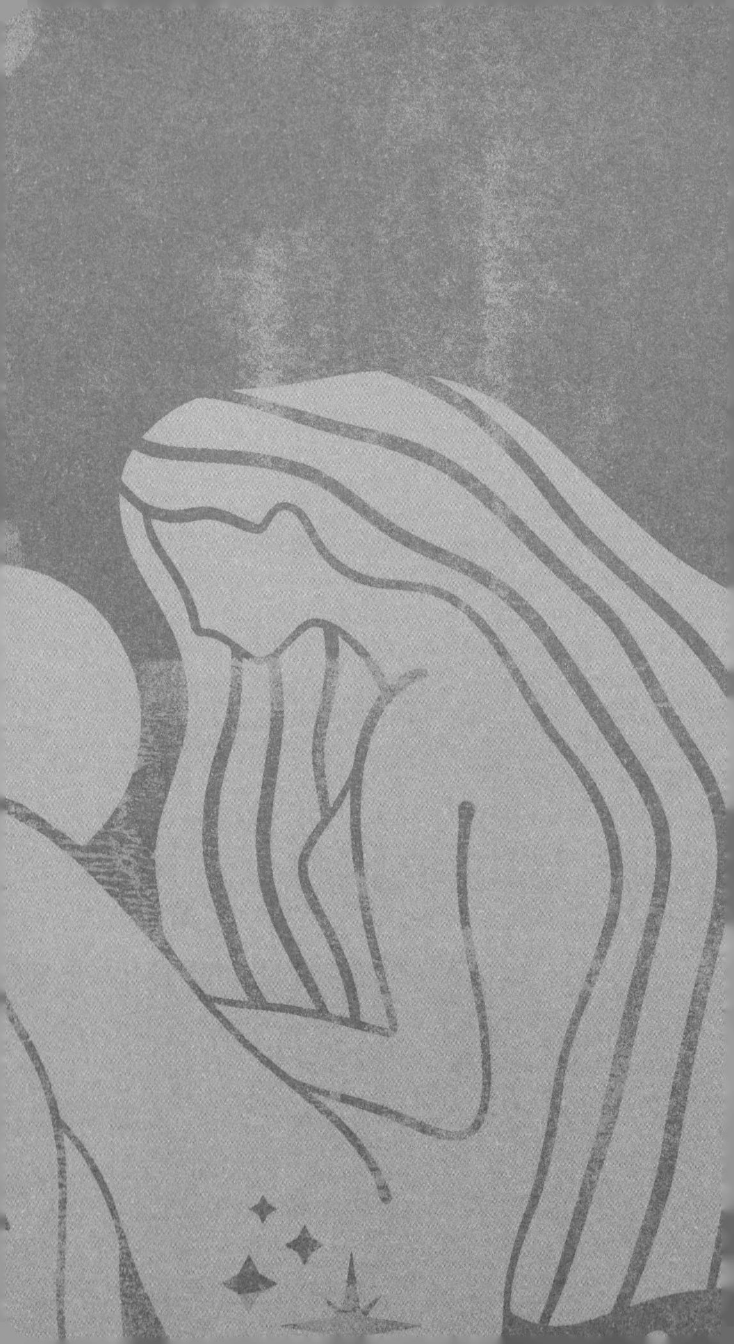

CAPÍTULO 3

¿Cómo soy conmigo misma y con los demás?

Indudablemente, somos seres sociales y hemos venido a este mundo para pasar acompañados la mayor parte de nuestra vida. Qué mejor que elegir bien quién nos va a acompañar a lo largo de la vida. Ojalá fuera tan fácil, ¿verdad? Es por eso por lo que te muestro una clasificación que te ayudará: personas que quieres y necesitas y personas que no.

- **Personas vitamina**
- **Personas refugio**
- **Personas amables**
- **Personas plomo**
- **Personas tóxicas**

Las **personas vitamina** son personas que te recargan la energía con el simple hecho de existir. Incluso sin hablar, sólo pensando en ellas, nos insuflan la capacidad de sobreponernos a lo que nos ocurre. Suelen ser empáticas, optimistas y resolutivas. Una persona vitamina nos escucha con interés y nos aporta soluciones y buen humor. Pasar tiempo con personas vitamina es acercarnos a la paz y el bienestar. Es autocuidado.

Las **personas refugio** son aquéllas con las que puedes contar en cualquier circunstancia y en cualquier momento, con las que te puedes mostrar vulnerable, frágil y pueden conocer todos tus miedos y debilidades sin juzgarte.

Las **personas amables** son las que simplemente hacen la vida fácil a quienes las rodean. Se adaptan a los cambios y siempre se muestran dispuestas a ayudar. Es la persona que te sonríe, que te da los buenos días, que se muestra empática y dispuesta a echarte una mano, aunque no te conozca y os crucéis en plena calle.

Las **personas plomo,** por el contrario, no nos hacen la vida fácil, tampoco a ellas mismas, pueden mostrarse apáticas o simplemente con dificultad para adaptarse a todo lo que no entra en sus planes. Pueden ser negativas y estar cerca de ellas puede generarnos malestar.

Por último, las más conocidas y analizadas, las **personas tóxicas.** Son muchas las personas tóxicas que transitan por nuestra vida y apenas nos damos cuenta de ello. Identificarlas es clave para que no absorban nuestra buena energía, nos perjudiquen o incluso nos manipulen. Aléjate de esa creencia que dice «tiene que haber de todo» o «es como es, hay que aceptarlo», porque, una vez que identifiques a una persona tóxica, es conveniente elegir desprenderte de ella y eliminarla de tu vida. **No hay un cupo de personas tóxicas que tengas que aguantar en tu vida,** no tienes que convivir con ellas ni permitir que te afecten sus comportamientos o acciones. Por lo general, una persona tóxica es alguien que nos genera emociones negativas o desagradables, incluso rechazo. También suelen ignorar nuestras necesidades y nunca valoran nuestros logros.

No hay un manual que nos sirva para todos los casos y relaciones, pero sí que podemos identificar patrones y decidir las personas que sí queremos que nos rodeen y acompañen en nuestra vida. Cuando te relacionas con una persona tóxica sin ser consciente o sin tomar medidas, su toxicidad te traspasa y te transforma en alguien que no eres. Tu esencia se esfuma.

No importa si es familia, amigo o compañero, porque lo importante no son ellos, sino nosotras y cómo nos hacen sentir o cómo estamos cuando nos relacionamos con ellos. Nada nos obliga, ni siquiera ser familia, a mantener una relación que no nos hace bien y nadie debe condicionarnos en nuestra forma de ser, actuar, ver la vida y sentirla. Si te sientes cohibida o condicionada, huye. Y si aún no puedes huir y no sabes gestionar a una persona tóxica, comienza por lo siguiente:

Ten claros tus límites. Si es necesario, haz una lista de qué cosas no quieres tolerar y marca una línea que te permita identificar que, todo lo que pase de ahí, no lo vas a permitir. Y como es una decisión tuya, los demás deben acatarla.

Pierde el temor a defenderte. Tienes derecho a defenderte delante de cualquier persona, también si es un superior o un amigo que puede sentirse ofendido por hacerlo. Si estás convencida de que has actuado correctamente y de buena fe, hazlo saber. Si no es correcto lo que estás escuchando o lo que esa persona va diciendo, hazlo saber. Usa como herramientas la educación y el respeto. No es necesario convencer a nadie, solamente exponer lo que creas necesario.

Toma decisiones. Si se han traspasado los límites que habías marcado de forma reiterada. Si has expuesto y demostrado tu opinión. Si esa persona no cesa en sus actitudes. Si no te sientes bien con esa persona y vuestra relación no te hace bien.

Elige cambiar vuestra relación o vuestro vínculo. Acuerda que otra persona medie entre vosotros. Acuerda reconducir vuestra relación. Elige cortar toda relación y vínculo: elimina a esa persona de tu vida.

No hay una fórmula mágica para escapar de estas relaciones cuando ya te han hecho daño o han traspasado los límites, pero no por ello hay que seguir tolerándolo. No consentir lo que no quieres es autocuidado:

- No consientas que nadie te falte al respeto.
- No consientas que nadie te trate mal.
- No consientas maltrato físico ni, por supuesto, lo aceptes, aunque «se trate de una broma».
- No consientas que te dejen en ridículo.
- No consientas que hablen por ti.
- No consientas que se atribuyan un éxito o logro tuyo.
- No consientas que te hagan sentir miedo.

- No consientas que traten de alejarte de tus amistades.
- No consientas que te alejen de tu familia.
- No consientas que te modifiquen la vida y las rutinas.
- No consientas que te digan qué hacer, con quién hacerlo, cuándo ni cómo hacerlo.
- No consientas que te impongan su opinión.
- No consientas el desprecio.
- No consientas las mentiras, ni tampoco las verdades a medias.
- No creas en amenazas.
- No acates normas ni indicaciones con las que no estás de acuerdo o que van en contra de tus creencias o valores.
- No aceptes órdenes.
- No permitas que coarten tu libertad ni tu forma de ser y de pensar.
- No permitas que nadie trate de cambiarte. Ése es tu poder.

En definitiva, no permitas que te manipulen y, si sientes que no sabes gestionarlo o no sabes salir de ese círculo de toxicidad, pide ayuda. A veces sólo será necesaria la intervención de una amiga, otras puede que sea necesario que medie un profesional, pero, sin duda alguna, debes tomar cartas en el asunto y dar prioridad a tu salud física, mental y emocional. Hacerlo es autocuidado. Piensa en ti.

Todo lo que no te hace bien te aleja de cuidarte, de tu bienestar y de ser feliz.

Quien te quiere, no te daña; quien te quiere, te cuida; quien te quiere, respeta tu espacio, sin condiciones.

El autocuidado me ha dado mi lugar en mi propia vida. Si lo hubiera descubierto hace veinte años, no habría permitido muchas cosas que dejé que ocurrieran. No es algo que actualmente me haga sentir culpabilidad, pero ojalá mi experiencia sirva a una sola persona y no permita que la traten como no se merece.

Que ninguna persona tóxica nos haga dudar de que estamos haciendo lo correcto al tomar las riendas de nuestra vida. No podemos controlar a los demás, ni lo que piensan ni lo que dicen a otros, tampoco lo pretendemos.

Una vez más, DECIDE.

Me gusta mucho esta frase y se puede aplicar perfectamente a las personas tóxicas: «Lo que dice Juan de Pedro, dice más de Juan que de Pedro». Quédate con esas otras personas que completan tu vida, las amables, las vitamina, las que son un hogar, un refugio. A las tóxicas no las necesitamos. Y si han venido, aprendemos la lección y las dejamos marchar.

También hay personas que no son tóxicas en general, pero están viviendo un momento en el que tienen actitudes que sí lo son, o se muestran tóxicas con personas concretas, aunque no sean conscientes de ello. Por esto, nosotras mismas también podemos ser personas tóxicas en un momento dado. Y lo realmente importante es darse cuenta.

¿Qué más podemos hacer cuando nos encontramos ante una persona tóxica?

Ayudar o no. A veces tratamos de ayudar a una persona tóxica a dejar de serlo. Intentar explicar y razonar es una opción, pero sólo una persona que es consciente de sí misma podrá ayudarse o dejarse ayudar. No cargues con la culpa o la responsabilidad de no poder hacer nada por otros.

Compasión. Muchas de las personas tóxicas lo son porque ésa es la realidad que conocen y no han aprendido otra forma de relacionarse. La compasión te acerca a sus circunstancias y te aleja de la presión de que sea tu responsabilidad cómo actúan ellas, sin entrar en su juego.

No entrar en su drama. Para no ser parte de sus pretensiones ni cómplice de sus actos.

Límites. Su poder termina en la línea donde tú decidas poner el límite.

Perdona rápido. Una persona tóxica causa dolor, pero enquistarte en ello sólo hará que su toxicidad no te abandone. Si perdonas, podrás avanzar.

Y reitero las más importantes:

Limita el contacto. Si las circunstancias o el trabajo te obligan a mantener el vínculo, sé firme en que no sobrepase tus límites y pide ayuda cuantas veces sea necesario a una persona que haga de mediador. Limita el contacto y la relación cuanto sea posible.

Corta el vínculo. Nada te obliga a tener una relación estrecha con alguien tóxico, ni siquiera si se trata de un familiar, a veces hay que cortar esa relación.

Sigue con tu vida. Seguir adelante centrándonos en lo que nos hace bien minimiza la importancia que debemos dar a las personas que nos han hecho daño.

Por eso es tan importante actuar de acuerdo con nuestros principios y hacer lo que está en nuestra mano. No te sientas egoísta tomando cada una de estas decisiones porque son necesarias para tu bienestar y en favor de tu autocuidado.

Seguro que a medida que has ido leyendo has ido clasificando a personas de tu entorno y te animo a que lo sigas haciendo e incluso les pongas apellido. Cuando hice este ejercicio, me sentí empoderada, porque había elegido muy bien a mis personas vitamina y me di cuenta de que fueron las personas refugio las que me eligieron a mí para ser eso en mi vida. Ser consciente de ello es un regalo. Cuando paseo, voy atenta a todas las personas amables y busco darles un poco de su propia medicina, lo merecen, porque cuando tú haces el bien, el bien debe volver a ti multiplicado. He aprendido a sobrellevar mejor a los plomos, que por desgracia siempre los hay en alguna parte, y definitivamente me he desprendido de las personas tóxicas que tanto me han lastrado. Ya no siento miedo a cerrarles la puerta. No las dejo entrar.

Tú puedes hacer lo mismo.

Vitamina	Refugio	Amables
Su nombre Poténcialas Agradécelas Contágiate	Apóyalas Agradécelas Valóralas	Imítalas Agradécelas Búscalas

Plomo	Tóxicas
Identifícalas Gestiónalas con distancia	Identifícalas Elimínalas

3.1 FORMAS DE SER Y ACTUAR QUE DEBES EXPLORAR Y SON AUTOCUIDADO

A continuación, voy a darte 33 ideas que puedes explorar para implementar el autocuidado con lo esencial de tu ser. Eliminando todas esas acciones y creencias adquiridas y que sólo suponen peso y distracción para vivir una vida plena y sentir bienestar a cada paso.

1. Baja la autoexigencia.

La autoexigencia es esa presión autoimpuesta por cumplir todo aquello que te propones. Y se vuelve en nuestra contra cuando no lo logramos, cuando el resultado no es el esperado, cuando abarcamos más de lo que podemos gestionar o cuando algo se tuerce y trastoca todo lo demás.

La autoexigencia tiene mucho que ver con el perfeccionismo. Nos genera mal carácter, mal humor, ansiedad, irascibilidad, pensamientos de no estar a la altura, frustración y rabia. ¿Cómo gestionarla? Para, habla de ello, delega y descansa.

2. Gestiona las expectativas.

El secreto, la gracia y la dificultad de la vida es tener expectativas realistas. Y ser realista para mí es una cualidad que nos pone los pies en la tierra y nos permite trabajar en aquello que es necesario y aplaudirnos por aquello en que ya hemos hecho suficiente. Proyecta de forma realista todo lo que esperas, sin conformarte, pero alineando muy bien los ingredientes para que lo que logres sea la perfecta consecuencia de aquello en lo que te has volcado.

3. Perdónate.

Deja atrás todo aquello que no hiciste bien. Y trata de tenerlo presente sólo para hacerlo mejor.

4. Sé sincera.

La sinceridad es un pilar fundamental en la vida de las personas, sé sincera contigo misma y trata de serlo con los demás.

5. Sé práctica.

La practicidad es la cualidad de aprovechar recursos y de conectar el punto A con el B con la línea más recta posible. ¡A por ello!

6. Permítete crecer.

Aprendiendo de los demás, leyendo a otros, viajando, analizando lo que te rodea y cómo te sientes por dentro y conversando con los demás.

7. Haz cosas que te gusten, a diario, y repítelas.

Si la vida durase 24 horas, ¿cuántas cosas que te apasionan harías? La respuesta, del 1 al 10, debe ser mayor que 0, incluso mayor que 10. Haz más de eso que te gusta y te hace feliz, todas las veces que puedas.

8. No dejes de lado tus pasiones.

Ni por trabajo, ni por estrés, ni por la familia, ni por nada. Eso que te apasiona tiene que formar parte de tu vida y, si es posible, estar presente en tu día a día.

9. Busca y encuentra motivación. A veces está fuera, pero otras estará dentro.

10. Ámate y trátate con respeto.

Con tus años, tus arrugas, tus curvas y tus imperfecciones. Con tus defectos, que no son más que virtudes no tan buenas. Son la suma de características que te hacen tan tú, tan única, tan imperfectamente maravillosa.

11. Despréndete de las etiquetas.

¿Realmente tienen los demás poder y conocimiento para catalogarte, definirte y limitarte?

12. No duermas enfadada.

En la medida de lo posible, reconcíliate con el mundo antes de dormir y libera tu mente y tu corazón de todo ese peso que te ha llenado la cabeza y ocupará tus sueños, impidiéndote descansar como mereces. Di lo que piensas.

13. Aprende a ser autosuficiente.

No hay nada más útil que valerte por ti misma para prácticamente todo. Ser autosuficiente te hace recurrir a los demás porque quieres, no porque los necesitas. No depender de los demás te lleva lejos, te aleja del miedo porque lo afrontas.

Sentir que puedes hacerlo te hace más capaz.

14. Sé coherente y nada irá mal.

Muy en sintonía con ser tú misma, está la coherencia para contigo y los demás. No puede haber nunca ningún problema si eres coherente y sincera eligiendo las palabras adecuadas.

15. Sé paciente contigo misma.

16. Destierra el desprecio.

No permitas el desprecio bajo ningún concepto. No te atrevas a despreciarte a ti misma, dale la vuelta para tratarte con cariño y admiración.

17. Practica la autocompasión.

Sé consciente de tus capacidades y circunstancias y no te machaques por todo lo que no has podido hacer o no ha podido ser.

18. Elígete.

Somos la suma de lo que sentimos, de lo que vivimos y de cómo lo afrontamos, de lo que aprendemos y de todas las personas que nos rodean, para bien y para mal. Nada ni nadie es mejor que tú (ni peor), sólo diferente, porque somos seres únicos. Nada ni nadie es tampoco más importante que tú, probablemente tampoco ni tus hijos ni tus padres. Ten la convicción de que, actuando desde el corazón si te eliges, estarás decidiendo también lo mejor para los tuyos. Tu bienestar y las buenas decisiones, que son las que tomes pensando bien en ello, darán el lugar adecuado a los tuyos, por eso elegirte siempre ha de ser la primera opción.

19. Dale a tu salud la importancia que tiene y el control que merece.

20. Di «no» tantas veces como sientas y necesites.

Di «no» a lo que no te apetezca, a lo que no vaya contigo, a lo que no puedas hacer o a lo que no quieras hacer. No te sientas en deuda, ni culpable. Cuanto más dices «no», más fácil resulta y más te acerca a todo eso en lo que sí quieres enfocarte y para lo que sí quieres tener tiempo y estar disponible. Cuando una persona no acepta el no, no es nuestra responsabilidad. Cuando una persona te quiere, no te presiona. Cuando una persona te aprecia y respeta, no te pide explicaciones. Normaliza las respuestas y no le des más vueltas si te sigue costando decir que no: «No, no puedo», «No, no quiero» o «No, no me apetece» son respuestas válidas y, sobre todo, respetables.

21. Hazte preguntas.

22. Agradece.

Lo que tienes, lo que vives, tu manera de ser.

23. Manifiesta.

Para lograr, para merecer, para ser.

24. Viaja y lee en tu tiempo libre.

Nútrete.

25. Actívate.

No hemos venido a pasar de puntillas, sino con paso fuerte, nuestra mente y también nuestro cuerpo deben ejercitarse al máximo de nuestras capacidades. Elige tu propia forma de moverte.

26. Rodéate de lo bonito.

Aunque sepamos que todo lo demás existe, que no te desgaste. Evita palabras malsonantes, noticias feas.

27. Valora aquello que es sencillo y pequeño y se hace grande en tu corazón.

28. No olvides ser tú misma.

Porque, como acabo de decirte, eres maravillosa y, si no te muestras tal cual eres, estará viviendo tu vida otra persona que no eres tú. Sé tú misma hasta con quien no se merece que lo seas, porque tú sí que mereces estar fuera mostrándote todo el tiempo. Disfrutando, opinando, riendo y llorando de esa manera tan genuina.

29. Eres capaz.

La historia nos ha demostrado que nuestra capacidad para mejorar es enorme e impredecible. Somos parte de la historia y todos los que ya forman parte de ella son personas igual que nosotras que decidieron intentarlo y levantarse tras un tropiezo para perseverar hasta lograr aquello que anhelaban.

30. Eres suficiente.

31. Eres merecedora.

De todo, de lo bueno, de lo mejor. Pero en definitiva de lo que creas merecer. Trabaja tus creencias y el merecimiento absoluto llegará.

32. Eres resiliente.

Detente un momento, en este preciso instante, y busca si es posible una foto tuya que tenga más de diez años. Ahora hazte la siguiente pregunta: ¿cuántas cosas has vivido, aprendido y superado desde entonces? La lista es larga y quizá nunca habrías imaginado poder con tal cosa, pero lo hiciste y lo volverías a hacer.

Según la definición de la RAE, la resiliencia es «la capacidad de adaptación a un estado o situación adversos». En tu vida te has encontrado con situaciones o circunstancias difíciles de afrontar, pero es que no sólo las has afrontado, sino que las has superado con creces. Quizá hayas olvidado el dolor, pero no olvides lo fuerte que fuiste.

33. Eres maravillosa, así tal cual.

3.2 DIEZ ACCIONES CON LOS DEMÁS QUE MULTIPLICAN TU BIENESTAR Y SON AUTOCUIDADO

¿Qué más puedes hacer?
Te lo cuento.

1. Abraza.

Estamos tan acostumbrados a vivir deprisa que no nos solemos tomar el tiempo que lleva darse un abrazo. Un abrazo requiere de vínculo, afecto, empatía, calma e interés por querer conectar. Abraza al menos una vez al día e intercambia toda esa energía con la otra persona.

2. Ten ese detalle.

Ir a contracorriente podría enlazarse muy bien con esto, con tener ese detalle que la otra persona no espera. A veces bastan unas palabras que no solemos decir, un mensaje que nos cuesta mandar, compartir o enviar o dedicar una foto juntos en aquel lugar. Recuerda a los demás, a esas personas importantes, precisamente eso, lo importantes que son, sin esperar a que un día señalado llegue.

3. Admira.

Siempre habrá alguien que ha recorrido el camino que ansiamos caminar, que ha cumplido con las metas que nosotras no nos hemos ni atrevido a plantear, aunque soñamos con ellas. Valora el recorrido, revisa sus aprendizajes y copia desde la admiración. Parte de las personas que admiras para seguir su ejemplo, su forma de hacer y trasládalo a tu esencia, porque ninguna, ni la tuya ni la suya, se pueden copiar. Si puedes demostrar a esa persona tu admiración, hazlo. Creceréis ambas.

4. Di cuánto quieres a los demás cuando lo sientas.

Aunque no venga a cuento, aunque no sea tu forma de hacer las cosas, aunque no sea tu estilo, no hay nada más bonito que sentirlo y hacerlo saber. Que nada se quede dentro, que nada se quede sin decir.

5. No necesitas la toxicidad.

Aunque alguien parezca que te necesita en su vida y no sepas cómo hacerlo, despréndete.

6. Ríe con los demás y de ti misma.

7. Permítete ser un ejemplo.

Deja la vergüenza y el pudor. Siéntete orgullosa.

8. Sé asertiva.

No cuesta nada pensar un poco más qué queremos transmitir a los demás, elegir las palabras y el mensaje que le va a llegar a la otra persona y, sobre todo, la intención con la que lo hacemos. ¿Le va a servir? ¿Es útil? ¿Lo digo de tal modo que podría ofenderse o malinterpretarme?

9. Vela por la salud de las personas que quieres.

Aunque parezca una obviedad, no restemos importancia a la salud, a las dolencias y a nuestro malestar y al de las personas a las que amamos. No tenemos ni idea de qué ocurre en nuestro cuerpo por dentro, por eso, no te quedes con la duda o sin averiguarlo.

10. Elige relaciones nutritivas.

Que nos quieran, que nos cuiden, nos aporten, que nos enseñen, que muestren el camino y nos ensalcen y empoderen como hacemos nosotras por ellas.

¿Qué puedes hacer hoy por ti?

Descansa	Piensa en qué te apetece y necesitas
Estira	Lee
Escribe sobre tus sueños y metas	Llama a una amiga especial
Escucha un pódcast que te motive	Desconecta del móvil y redes sociales
Mira un capítulo de tu serie favorita	Bebe mucha agua

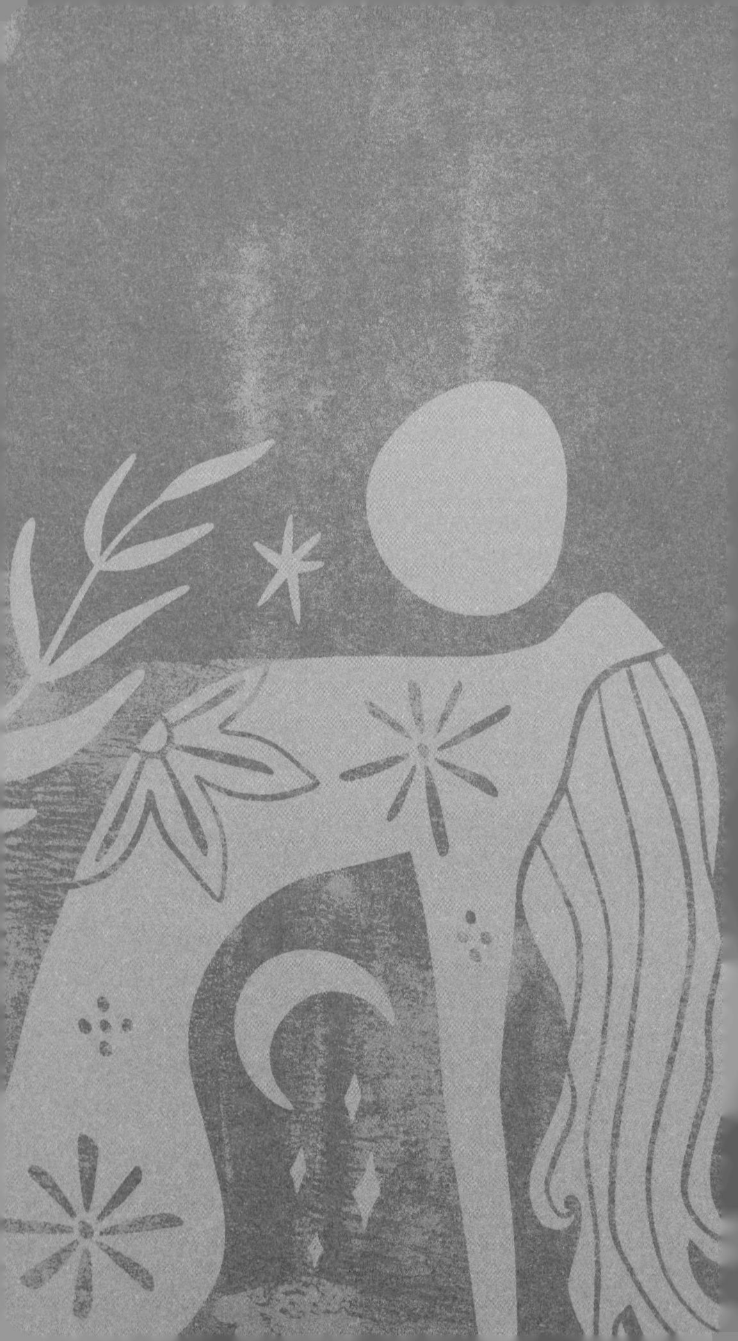

CAPÍTULO 4

Crecimiento

Crecer es cambiar y cambiar es crecer.
El cambio es una constante que nos acompaña durante toda la vida por vivir en continuo crecimiento y evolución, aunque para cada persona se manifieste de forma diferente. A veces, para crecer, sólo hay que hacer una reflexión o tener una conversación.

No todas las personas crecen (o absorben ese crecimiento) y cambian, y tampoco todas las personas evolucionan o, al menos, nadie lo hace al mismo nivel. Hay personas que simplemente viven experiencias sin reflexionar sobre ellas, sin recoger el aprendizaje ni aprovechar las oportunidades ni las circunstancias para evolucionar.

El crecimiento personal suele ser uno de los ámbitos más importantes en la vida y gracias a él prosperamos permitiéndonos explorar nuestro potencial, nuestras capacidades, mejorando nuestro razonamiento, abriendo nuestra mente y desarrollando nuestra habilidad de pensar y analizar, absorbiendo conocimiento útil que nos acerca a la plenitud y a la consciencia del sentido más amplio de la vida.

El crecimiento personal nos saca de la rueda de hámster y nos empuja hacia nuestro propósito vital en sintonía con nuestros valores y nuestra forma de vivir y disfrutar del día a día, tal y como hablábamos al principio de este libro.

- Relaciónate, aprende algo nuevo y no dejes de estimularte. Si no sabes por dónde tirar, usa la técnica infalible de prueba y error. Hazlo en aficiones, lecturas, charlas, formaciones. Si pruebas, podrás averiguar si eso es para ti.

- Averigua qué despierta en ti el interés, investiga sobre ello, dedícale tiempo. A todas nos interesa algo de verdad.

- Lee. Como si no hubiera un mañana, una lectura siempre tiene algo que enseñarte.

- Acepta y cierra etapas. Resulta muy útil dejar ir y, para dejar ir, proponte anotar:

¿Qué he aprendido de esta etapa?
¿Qué me quedo? Personas y vivencias.
¿Qué necesito dejar ir?

- Busca en qué eres excelente y brillarás por dentro y por fuera.

- Vive el aquí y el ahora. Y que sea exactamente dónde y cómo quieres estar, al menos la mayoría del tiempo.

- Reconoce tu cuerpo. Acepta sus cambios y mejora lo mejorable, sólo si es importante y posible para ti.

- Zona de confort. ¿Es donde quieres estar? Para crecer hay que salir de esta zona o expandirla hacia terrenos inexplorados que quizá nos aporten paz, conocimientos, armonía y bienestar.

- Inténtalo sabiendo que lo lograrás. Cuando descubres que puedes hacer algo que antes creías imposible, te vuelves imparable y empiezas a cuestionar por fin todas tus limitaciones. Perseverar te permitirá comprobar lo fuerte que eres y, cuanto más lo intentes, más cerca estará el cambio, porque perseverar es la clave en casi todas las cosas grandes que logramos.

- Elimina. Incluyendo rutinas, personas o costumbres. No hay nada más cierto que nuestro tiempo es limitado. Y si nuestro crecimiento nos importa y es una prioridad, debemos elegir de qué nos alejamos para centrarnos allí donde sí queremos estar. Prescinde o reduce el contacto con personas que no están en sintonía con tus ambiciones y metas, no tienen por qué estar en tu día a día. Hay costumbres o tradiciones que no cuestionamos porque siempre han estado ahí. Hay formas de hacer las cosas que no van con nuestra esencia, elige las que te encajan y descarta las que no.

- Huye de las comparaciones. La única manera real de compararte es hacerlo contigo misma, con tu igual, con tu mismo camino y con tus circunstancias. Eso sí, no lo hagas para salir perdiendo, hazlo para motivarte, para saber desde dónde partir, con qué

herramientas contar o cuáles buscar. Compararse para sentirse bien y no mal es autocuidado.

4.1 AMPLÍA TU ZONA DE CONFORT

¿Quién dice que no somos capaces de lograr cosas increíbles? ¿Quién dice que no somos capaces de salir airosas de nuestra zona de confort? ¿Quién dice que nuestra vida no puede cambiar a mejor? ¿Quién dice que para hacer grandes cambios tienes que hacer grandes sacrificios?

A continuación, te cuento tres experiencias vitales que me cambiaron para siempre. Me atreví a salir de lo conocido, ampliando mi zona de confort. Lo primero que cambió fue mi mente, di los pasos necesarios para liberarme del «No soy capaz» y del «Esto no es para mí» y simplemente decidí intentarlo. Sin duda, fue autocuidado.

¿Qué provocó esto en mí? Mi autoestima se fortaleció, me conocí más y mejor, exploré mis capacidades y mi forma de ser, aprendí a quererme y enfrentarme a las adversidades y me transformé en una montañera que coronó una cima que jamás me había atrevido a subir. Y las vistas eran increíbles.

ENTRENAMIENTO HIIT

Nunca había hecho deporte y siempre pensé que no era para mí desde que en el colegio se hacían claras diferencias entre los alumnos a los que se le daba bien algún deporte y a los que no. No tuve la suerte de que me hicieran comprender que el ejercicio físico es parte de nuestra vida y debe serlo de nuestro día a día.

A lo largo de los años, me he apuntado muchas veces al gimnasio, sin entender muy bien para qué. Ahí tampoco me sentía cómoda, tampoco encajé, nunca tuve claro si lo estaba haciendo bien y, sobre todo, sí servía para algo. Andaba metida en mi burbuja y el deporte estaba muy lejos de mi zona de confort. La consecuencia era clara: iba, hacía lo mínimo sin implicarme, sin esforzarme y sin esperar mucho de mí misma y, finalmente, abandonaba.

Si no era capaz de hacer deporte en un gimnasio, en casa muchísimo menos. Sin embargo, empecé a interesarme por otras formas de hacer deporte y ver los beneficios tan evidentes, pero que cuando nunca lo has practicado, parece que no son para ti.

En 2017, cuando estaba embarazada de Leo, me topé con el perfil de una chica en Instagram que era de Sevilla y subía publicaciones sobre su embarazo; estaba sólo de una semana más que yo.

Sentí el impulso de escribirle, contarle que también estaba embarazada, y empezamos a hablar. Conectamos enseguida. Las dos estábamos llenas de dudas e incertidumbres. Poco a poco, el vínculo se fue estrechando.

Llegaron los meses de diciembre y enero y dimos a luz. Yolanda y yo seguimos manteniendo el contacto y, en enero de 2019, cuando nuestros retoños ya tenían un año y dormíamos algo mejor, me hizo una propuesta: empezar un entrenamiento de alta intensidad juntas, pero a casi 300 kilómetros de distancia. Yo le dije: «Quiero hacerlo, pero no me veo capaz, nunca he hecho deporte ni he sido constante». Pero ella me insistió: «Prueba y vemos. Funciona, verás qué cambio».

Empecé a darle vueltas y, sin saber muy bien si sería capaz de hacerlo, vi que era viable dedicar 28 minutos tres días a la semana. «Pero con el niño es muy difícil»; excusas, Laura. Lo pensé muy seriamente y decidí intentarlo, comprometerme con ella, pero, sobre todo, conmigo.

Manuel no confiaba en mí, así que eso fue una motivación extra. Demostrarme y demostrarle que, si me ponía, lo lograría. Pero fue duro, era un entrenamiento de alta intensidad progresivo que decidí hacer por la mañana para derribar todas las excusas posibles. Si era capaz de levantarme antes, podría hacerlo.

Empecé a hacerlo con poca fe, en silencio y, afortunadamente, con muy pocas interrupciones. Todas las mañanas, Yolanda y yo nos escribíamos para levantarnos de la cama. Era increíble sentir que otra persona estaba haciendo a la vez el mismo esfuerzo que yo. Nadie como ella me entendía cuando me podían las ganas de quedarme en la cama y nadie como ella me motivaba, porque si ella era capaz de madrugar y hacerlo, yo también podía. Nos convertimos en un equipo, en un tándem: «Si tú fallas, yo te animo y, si tú puedes, yo al menos lo intentaré».

Con el paso de las semanas, me di cuenta de que me era más fácil mantener la rutina si me levantaba todos los días a la misma hora, así que los días que no me tocaba entreno, hacía pequeñas tablas de pilates, yoga o estiramientos. Era un subidón tremendo que dieran las siete de la mañana y ya hubiera entrenado y bebido un montón de agua. Llegaba al trabajo con el triple de energía. Y, por supuesto, empecé a beber más agua a lo largo de todo el día y a alimentarme mejor, porque tanto esfuerzo durante la mañana no me apetecía echarlo por tierra a lo largo del día.

Siguieron pasando más semanas y me sentía cada vez mejor. Por dentro y por fuera, porque estaba siendo constante, estaba logrando un gran objetivo, porque no quise abandonar, sino continuar, y porque cuando algún día me quedaba en la cama, empezaba a sentir que no era lo que quería y necesitaba y, al día siguiente, lo hacía mejor.

Empecé a tener más resistencia, perdí volumen, me sentía menos torpe, mejoré la coordinación y la disciplina. Me sentía otra persona, en realidad, sentía que estaba alcanzando mi mejor versión, una parte de mí que no sabía que existía y no creía merecer. Más allá de mejorar mi físico, fue la primera vez que fui constante, perseverante y me sentía bien con ello. Mejoró mi descanso, mi humor y mi estado anímico y me sentía muy fuerte mentalmente, porque ya no era esa mujer que tiraba la toalla a la primera.

Simplemente tomé la decisión de probar algo desconocido, confié y, como me hacía sentir bien, lo repetía cada día. Desde entonces, algo en mí cambió y mi autoestima subió de nivel. ¿Quién no quiere sentir eso?

A veces, sólo necesitas tomar una decisión, enfocarte en ello unos minutos cada día, ir paso a paso sin expectativas, pero confiando y observando cómo te sientes. El autocuidado es precisamente eso: ¿qué necesito, qué quiero cambiar y cómo puedo hacerlo?

AYUNO INTERMITENTE

Yolanda me hizo otra propuesta, el ayuno intermitente. El ayuno intermitente, más que una dieta, es una estrategia nutricional que concentra la ingesta de alimentos en un período concreto de horas al día, la práctica más común suele ser el ayuno 16:8, donde sólo ingieres alimentos durante 8 horas al día y ayunas las otras dieciséis (que incluyen las horas de sueño).

Yo pensé: ¡de ninguna manera! ¿Cómo no iba a desayunar? ¿Cómo iba a hacer menos comidas al día? Cuando Yolanda me contó que iba a probar con el ayuno intermitente, me pareció una idea marciana —suele pasarme cuando escucho algo totalmente novedoso para mí—. Me dio toda la información y me recomendó un montón de vídeos para que los viera antes de tomar una decisión. Decidí probar y me encantó.

Empecé progresivamente y, cuando cogí el hábito, disfrutaba el triple del desayuno que solía hacer a las doce del mediodía. Hice un cambio de mentalidad y simplemente asumí que no comería nada antes de esa hora (no iba a morir de hambre, sólo retrasar la ingesta un poco más) y resultó muy sencillo acostumbrarse. Es importante mantenerse bien hidratado y comer saludable, cosa que ya hacía antes. Me empecé a sentir más ligera y con más energía y dejé de tener ansiedad por la comida. Mi cerebro se adaptó perfectamente a desayunar más tarde y a cenar más temprano y, de forma natural, mi cuerpo me seguía pidiendo alimentos saludables, como fruta, frutos secos…

Han pasado varios años y, salvo durante los embarazos, es un hábito que se ha convertido en parte de mi rutina habitual. El ayuno intermitente no es para todo el mundo, yo pensaba que tampoco era para mí, pero me equivocaba.

Sea cual sea tu alimentación, *autocuidado* es saber si hacerlo de esa manera te satisface, si comes variado, si comes cuando tienes hambre o ni siquiera piensas en ello. Si eliges los alimentos pensando en que sean variados y en los nutrientes o te dejas llevar por otras cosas. Si eliges comer con hambre y saludable el 80 por ciento del tiempo, podrás relajarte el otro 20 por ciento. El autocuidado es equilibrio.

HIPOPRESIVOS

Había escuchado hablar de los hipopresivos en la televisión y sólo conocía a famosas que lo hacían sobre todo después de dar a luz. Los vídeos que había visto siempre eran de mujeres que se cuidaban muchísimo y la técnica de los hipopresivos me parecía ciencia ficción, ¡yo no sería capaz de hacer eso nunca!

Cuando mi amiga Sonia y yo dimos a luz con un mes de diferencia, una vez pasamos la cuarentena, me habló de Inma y de su técnica para aprender a hacer hipopresivos y sólo necesitaba 10 minutos cada mañana.

Después de un embarazo gemelar, para mí era importante ayudar en lo posible a mi cuerpo a recuperarse y decidí una vez más confiar. Me apunté al reto que Inma Leal proponía y en una conexión online de una hora nos explicó todo de forma tan sencilla que con un poco de interés fue fácil aprender la técnica. Decidí comprometerme como dos años antes lo había hecho conmigo misma y todas las mañanas hacía su reto de 10 minutos para principiantes. Era tal el enganche y el compromiso de no fallarme que lo hice todos los días, hasta estando de viaje (impensable para mí), y así me enganché a ese momentito de paz y autocuidado cada mañana y fui mejorando la técnica y subiendo en dificultad con cada uno de los retos.

Estos minutos para mí me hacían sentir más empoderada, porque estaba totalmente enfocada en ayudar a mi cuerpo a estar mejor. Gracias a los hipopresivos, mi abdomen y mi dolor de espalda mejoraron muchísimo. Además, cuando la pandemia lo hizo posible, retomé las clases presenciales con mi fisioterapeuta Jennifer y hacer hipopresivos junto al mar en sus clases era uno de los momentos de paz y autocuidado preferidos de toda la semana.

Como ves, cualquier cambio o decisión, por pequeños que sean, repercuten en todos los niveles de tu vida. No dejes para mañana todo el autocuidado que te puedas dar hoy.

4.2 CREENCIAS

Descubre tu templo y cuida de él.

Imagina que acabas de nacer. Eres aún un bebé, no sabes nada y lo tienes todo por aprender. Al principio no ves con claridad, sólo luces y sombras, y, cuando ya has crecido un poco, no puedes verte porque no hay espejos donde mirarte.

Vas creciendo y no sales nunca de casa. De hecho, no sabes que existe esa posibilidad. Tu mundo y tu entorno es tu casa y tus personas de confianza.

Lo que eres, lo que sientes, lo que te gusta, lo que no y lo que piensas de ti y de tu entorno ha sido enseñado y moldeado por tus personas de confianza, en el 90 por ciento de los casos habrán sido tus padres. Tú has ido interiorizando cada enseñanza, cada charla, cada gesto, cada referencia del mundo, y ésa es tu verdad absoluta. Tu mundo son todas esas cosas conocidas que te han sido mostradas, son las creencias que has ido aprendiendo desde que naciste. No existe nada más, porque lo que no se sabe, no existe. Y, hasta ahora, todo lo que te contaban lo vivías como una realidad.

Vas aprendiendo y absorbiendo todos los aprendizajes posibles de tus personas de confianza, que te cuentan lo siguiente:

> **«No entres en el baño, está prohibido, hay un monstruo que te va a comer.»**
>
> **«Eres tonta, no sabes hacer nada bien.»**

Hasta donde te han contado, sólo existe tu casa, tus padres, esas formas de hacer las cosas, no hay nada más allá.

Ya te has forjado una idea muy clara de lo que eres y de lo que está bien, de lo que está mal o de lo que simplemente no se hace, no se dice y no se habla jamás.

Imagina que te dicen repetidamente: «Las niñas que comen manzanas son malas». Creerás en esta afirmación con mucha fuerza. Sin dudar *a priori* que esa frase sea una creencia y que sea limitante. Simplemente será una verdad, una realidad para ti.

Imagina que te dicen repetidamente: «No eres capaz de valerte por ti misma. No eres capaz de hacerlo sola. No eres capaz de aprender suficiente».

Interiorizarás una creencia limitante que te da una información errónea, errónea porque la persona que te lo ha hecho creer no lo puede saber realmente. Errónea porque ni siquiera tú sabes de tu potencial y tus capacidades en ese momento, directamente dudas sobre ello y te limitas, porque no has tenido oportunidad de comprobarlo y como verdadera pasará a estar tan arraigada a ti que no la pondrás en duda jamás.

Lo increíble no acaba aquí, sólo ha comenzado. Esa creencia limitante (sea la que sea sobre cualquier materia) es una pequeña voz de alarma que te va a sonar cuando te enfrentes a aquello que pretende limitar, para cortarte el camino.

Las creencias limitantes sirven para paralizarte y que tengas una visión equivocada sobre algo (o sobre ti) y que, cuando quieras intentarlo, te recuerde que no eres capaz o que no lo mereces, que cuando te cuenten algo totalmente opuesto a alguna creencia que tienes tan arraigada, directamente lo deseches. Para ti, tu creencia es la verdad.

Como si midiendo dos metros, tu creencia te dijera que sólo mides uno y medio y te fuera imposible verte al completo midiendo dos. Y aunque todos vean que mides dos metros, tú no puedes verlo. Has de ser consciente de esa limitación para poder derribarla.

Las creencias limitantes están en todos lados, todas las mentes y todas las metas albergan al menos una, que en un momento dado nos supuso una traba para alcanzar aquello que éramos totalmente capaces, válidas y suficientes para alcanzar.

Quizá es el momento de que lo cuestiones todo y te remontes a muchos años atrás para recordar qué te limitó y te cambió para siempre, aunque, por suerte, seguramente ya te hayas desprendido de muchas de esas creencias; hay que estar atentas porque se agarran a nuestro pensamiento más profundo y no nos damos cuenta ni siquiera de que están ahí. Aprovecha este camino para identificar otras creencias que también soy muy importantes y muy poderosas: las creencias potenciadoras (las que te impulsan).

Y piensa lo siguiente:

- **Creencia limitante: no soy capaz.** ¿No eres capaz de qué? ¿No eres capaz en un momento concreto? ¿Del pasado? ¿Del presente? ¿Del futuro? La persona que te ha hecho creerlo, ¿en qué se basa? ¿Tiene pruebas? Y, lo más importante, ¿acaso esa persona adivina el futuro?

Nadie nunca sabrá más de ti misma que tú, porque, en realidad, todas las respuestas de lo que eres, quieres, necesitas y eres capaz están en tu interior, pero no en tu cabeza, que a veces se equivoca, sino dentro de tus entrañas, quizá dentro de tu corazón. Por eso, es tan importante a veces dejarse llevar por eso que sentimos en nuestro interior y que nos va marcando muy sutilmente el camino y guiar a nuestro cerebro para que no se nuble con pensamientos negativos y limitantes.

Imagina el otro extremo:

- **Creencia potenciadora: soy capaz de todo.** Quien te lo hizo creer tampoco era adivino, por eso es posible que no logres todo siempre. Sin embargo, una creencia potenciadora tiene la intención y la capacidad de impulsarte ante la duda. Te empuja a intentarlo porque te alienta y potencia esas capacidades que ya tienes.

Así que te animo a que les pongas apellidos a tus creencias limitantes. Identifica también a las potenciadoras que tanto bien nos hacen y a las que tan poco caso hacemos a veces.

Analiza cada creencia con pruebas y fundamentos. ¿Esas creencias te representan? ¿Te han ayudado? ¿Te han hecho sentir mal?

Reflexiona y despréndete de ese lastre que en nada te representa, eres valiosa y serás poderosa en cuanto te lo creas. Haz lo mismo con cada una de tus creencias. Voy a ponerte un ejemplo a continuación:

- **Creencia limitante:** «Soy muy torpe. Montar en bici no es para mí».
- **Análisis.**

  Parte uno: Ni lo intento porque nunca lo voy a conseguir.

  Parte dos (despertar): Si nunca pude probar la bici, nunca tuve la opción de ser torpe. Mi padre es quien me «impidió» intentarlo; en este caso, su intención no fue limitarme, sino protegerme.
- **Desarrollo.** A los veinticinco lo intento (con esa creencia bien arraigada, observo a mi alrededor y veo que muchas personas montan en bici sin dramas ni dificultad, observo de nuevo y, *a priori*, que no soy tan diferente de los demás, no me separa nada, aparentemente, de quienes ya lo han conseguido, así que comienzo a poner en duda esta creencia porque nada hasta la fecha me hizo corroborar que era torpe y negada para la bici) y lo consigo.
- **Resultado:** ¡No soy torpe! Y además descubro que soy tenaz y que tengo capacidad de aprendizaje

y mejora. Y he aprendido a montar en bici (años atrás en mi cabeza era imposible lograrlo).

¿Qué habría pasado si en vez de esa creencia limitante, hubiera interiorizado una **creencia potenciadora**? Seguramente habría tenido más seguridad en mí misma desde pequeña y habría aprendido a montar en bici mucho antes porque en mi mente habría una creencia que me diría: «¡Puedes con ello!».

Y con respecto a las creencias, el autocuidado es analizar cuán reales son esas frases que nos han repetido a lo largo de los años de las que nunca habíamos dudado hasta ahora y determinar la verdad por nosotras mismas. **El autocuidado es tratar de vivir sin nada enquistado. Quitarnos lastre (límites) y ponernos alas (potencial). No eres lo que te han hecho creer.** Eres muchísimo más, porque los demás sólo ven una minúscula parte de ti. Reconcíliate con aquéllos que quisieron limitarte (con o sin mala intención) y siéntete agradecida con aquéllos que te impulsaron. Todas somos diferentes, pero nunca menos válidas.

Durante estos cuatro capítulos, he repetido muchas veces la palabra «decisiones» y he tratado de argumentar lo importante que son para mejorar la vida que ya tienes. Llegados a este punto, estoy segura de que ya has tomado consciencia y te encuentras asimilando todo lo aprendido sobre ti misma, viéndolo desde otra perspectiva, cogiendo fuerzas y con la mente más abierta para comenzar a decidir. La vida te seguirá sorprendiendo y encontrarás nuevas oportunidades para diseñar todo lo que está por venir.

4.3 VERDADES

Otra parte del crecimiento es la verdad. Es una realidad que vivimos nuestro día a día metidos en una rueda de hámster, sin valorar casi nada de lo que somos, tenemos o sentimos. Sin cambiar por el miedo, sin pensar por la angustia, sin meditar sobre nosotras mismas. Y, sin embargo, estamos más pendientes de los demás en todos los sentidos, incluso diría que a veces nos importan o interesan personas tan alejadas de nosotras que nos desconectan totalmente de las que tenemos a nuestro alrededor. Vivimos enfocados en lo de afuera y en lo de mañana, sin prestar atención a lo más importante: yo y ahora. Sin alguna de estas cosas, nada tendría sentido.

A veces, incluso nos vemos incapaces de parar, abrir la mente y observar otras realidades para ver lo rico que es el mundo y lo que otras personas pueden aportarnos y nosotras a ellas. Por eso, te invito a reflexionar sobre ello.

DIECIOCHO VERDADES QUE NECESITAS SABER PARA HACER TU VIDA MÁS COMPLETA

1. **Somos lo que sentimos: dale lugar a lo que sientes, piensa en ello y valóralo.**
2. **Piensa en lo que sí está en tu mano:**
    - Siéntete orgullosa de lo que ya eres, de lo que ya has intentado, de lo que ya has logrado, aunque sientas que quedan cosas por hacer.
    - Elige tu bienestar, aunque no sea sencillo o no sepas por dónde empezar.

- Elige a las personas con quienes te rodeas, a tus verdaderos amigos.

- Elige tu trabajo o, al menos, decide la importancia que tiene para ti y cómo te enfrentas al mismo.

- Elige en qué empleas tu tiempo. Tienes ese poder de hacer casi cualquier cosa con tu tiempo, no menosprecies los minutos que pasan cada día y hazlos tuyos.

- Elige cómo te alimentas, cómo te nutres.

- Elige cómo te vistes, qué te pones cada mañana para sentirte cómoda por dentro y por fuera.

- Define qué es importante y qué no lo es. Porque si lo piensas, todo puede ser importante y casi nada lo es.

- Cambia, crece o mejora, tantas veces como sientas que haya que hacerlo, aunque los demás no lo entiendan.

- Analiza, valora y actúa como consideres de acuerdo a las circunstancias y prioridades del momento vital.

- Cree en ti misma, aunque los demás no lo hagan aún.

- Confía en que valdrá la pena, aunque ahora no lo veas.

3. No necesitas dar explicaciones ni justificarte, no necesitar cargar con mochilas del pasado, tampoco necesitas la queja ni la culpa. Tampoco compararte, asumir problemas ajenos ni estar más pendiente de los demás que de ti misma.

4. Necesitas prioridades, organización y foco. Sin esto, vivirás eternamente en esa rueda que te mantiene alejada de las cosas, las personas, los proyectos y los objetivos que te importan. Todos tenemos prioridades, a veces un poco escondidas. Si dedicas un poco de tiempo a determinar cuáles son las tuyas, con organización y foco, lo conseguirás.

5. Eres la suma de las personas que te rodean. Como ya hemos comentado, cada persona nos trae un aprendizaje, pero nada ni nadie nos ata a alguien que nos haga sentir mal o sufrir. Puedes elegir siempre de quién te rodeas, a quién le prestas atención y a quién le dedicas tu energía y tu tiempo. Elige a personas que te permitan ser tal cual eres y siempre sumen. Y si no te atreves a dejar ir, simplemente deja pasar el tiempo y la distancia. Manteniéndote cerca y dedicando tiempo a las personas que de verdad te aportan, no quedará tiempo ni espacio para las que no lo hacen.

6. Sin ti no hay nada. Eres lo más importante. Deja de poner a los demás en el centro de tu vida. En el centro de tu vida sólo puedes estar tú. Simplemente ocupa tu lugar y deja a los demás que ocupen el suyo.

7. Sólo tenemos una vida, vívela como quieres que sea. No te quedes con las ganas de vivir esa historia que quieres recordar, esas anécdotas que querrás contar.

8. Cada día es una nueva oportunidad de hacer las cosas mejor o de forma diferente. Todo lo que ha pasado hasta este preciso instante ya pasó. Todo lo que va a pasar desde ahora aún no ha ocurrido. **Tienes el poder de tomar decisiones para sentirte mejor en tu propia piel y en tu propia vida.** Repito: tienes ese poder. Recuerda, cada día, cada minuto, surge una nueva oportunidad para errar (aprender) o acertar (disfrutar o vivir). Hazlo.

9. La vida son etapas, todas diferentes e igual de importantes. Hay momentos en la vida que se hacen duros y difíciles, pero todos pasan. No olvides coger el aprendizaje y mirar atrás con orgullo porque lo superaste. Disfruta y aprende.

10. La vida es cambio. Viviremos más felices si no nos aferramos a nada o casi nada.

11. Todos envejecemos, vive el proceso, no trates de evitarlo. Lo bonito de la vida es poder envejecer con salud. Lo que a los veinte son dudas e inseguridades a los cincuenta es sabiduría, experiencia y plenitud. Abraza todas esas costumbres, rutinas y hábitos que te llevan al lado más saludable de la vida y pon la vista en lo bien que se sentirá tu yo de ochenta años. Abraza la vida con esa fuerza.

12. La perfección no existe. Vivimos atrapados en un mundo de mentira que se nos ha grabado a fuego. Quítate el lastre de pensar que los demás viven una vida perfecta porque, en el fondo, sabes que no lo es.

13. Lo que es bueno para ti puede no serlo para otros.

14. Todas las emociones son importantes, válidas y necesarias. Aprende con ellas.

15. La vida plena llega con el equilibrio. Y tú defines tu propio equilibrio cada día.

16. Tienes otro superpoder: la intuición. Tu cuerpo a veces sabe más sobre lo que está ocurriendo que tú misma. Son leves señales, *a priori* ilógicas, que te dan una información que desconocías y pistas sobre lo que tienes enfrente. Tu intuición actúa para protegerte y ayudarte a seguir alineada con la persona que eres, sin corromper tus valores ni tus límites. Estate atenta a esas sensaciones, escucha esa voz y habla con ella. Te alegrarás de haberle hecho caso.

17. Escucha el miedo cuando lo sientas, pero no te aferres a él. El miedo aparece por una razón, sólo tienes que encontrarla. ¿Cómo? Con autoconocimiento y, a veces, con ayuda externa o profesional; sabiendo su origen podrás armarte de herramientas que disipen el miedo con lógica y responsabilidad.

18. Dedica el tiempo justo a las preocupaciones inevitables de la vida. Te animo a que te preocupes de lo que puedas solucionar; a lo demás dedícale el tiempo justo para saber que no puedes hacer más.

Cogiendo cada una de las ideas y herramientas que te he contado y has ido descubriendo y adaptándolas a ti, a tus valores, circunstancias y prioridades, comienza a diseñar tu vida. Hazla tan rica, tranquila, apasionante y completa como te atrevas a imaginar. Diseñar es crear, es hacer un plan detallado para llevar a cabo una acción, una idea, una meta, una vida. Tu vida. Lo más importante que tienes.

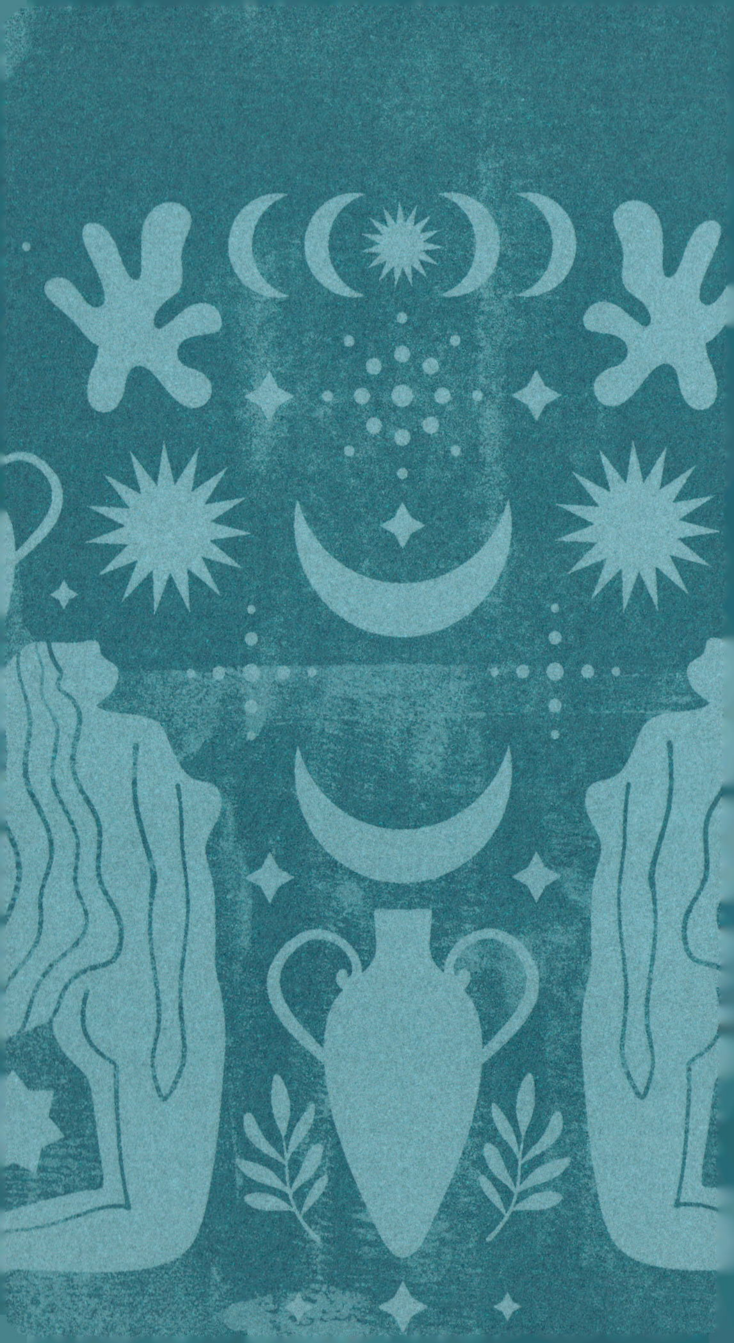

CAPÍTULO 5

Organización y hábitos

Mi filosofía del autocuidado se basa en las tres *D*:

Decidir – Diseñar – Disfrutar

Hasta ahora hemos indagado en lo importante que es decidir. Y llegados a este capítulo toca el turno de comenzar a diseñar. Diseñar esa vida que comienza a crearse ahora gracias a nuevas decisiones conscientes; diseñar tus días para que quieras quedarte a vivir en ellos; diseñar una vida que te haga vibrar, crecer y sentirte plena; diseñar una vida que te permita parar y recalcular y en la que te sientas como en tu casa. Tienes el poder de diseñar tu vida cambiando o mejorando hábitos y revisando tus rutinas y cómo te organizas.

Si quieres que el autocuidado forme parte de tu vida, llámalo *hábito* y repítelo todos los días. En el método Ikigai mencionan una acertada frase de Milan Kundera: «La felicidad es el deseo de repetir». Y ésa es la esencia del autocuidado. Ser feliz haciendo esas pequeñas cosas que necesitamos o sabemos que nos sientan bien y, al ser conscientes de ello, encontraremos las ganas y la manera de repetir cada día.

Los hábitos pueden ser buenos o malos, indiferentes o neutrales. Tu día a día está lleno de hábitos, rutinas que repites sin pensar o cuestionar adónde te lleva esa repetición, así que te animo a que hagas esta clasificación de tus propios hábitos.

Cuando hice este ejercicio por primera vez, fui consciente de lo importante que es enumerar cada acción que llevaba a cabo en un mismo día. Te animo a que hagas lo mismo en tu libreta de **Introspección**. Detalla tu día en acciones cronológicas.

Actualmente, yo ya no necesito escribirlas, pero hacerlo fue un paso necesario para ser más consciente y actuar. Ahora logro darme cuenta de si ese hábito me lleva adonde quiero o necesito y sólo me cuesta unos segundos recalcular y tomar la decisión correcta para satisfacer mis necesidades reales.

Para eliminar ciertos hábitos de nuestra vida, debemos tener un plan. Una de las técnicas que más me gustan para mejorar e implementar nuevos y buenos hábitos en nuestra vida es la acumulación de hábitos, así denominado por James Clear, autor del conocido libro *Hábitos atómicos*.

- Empieza enumerando qué hábitos quieres eliminar.
- Piensa luego qué hábitos quieres implantar.
- Y, ahora, hazlos. Encontrarás la felicidad también cuando repitas esos pequeños gestos de autocuidado que tanto necesitabas sin saberlo.
- El momento perfecto. Todo el mundo espera el momento perfecto para lanzarse a hacer algo que siempre ha deseado o dar el primer paso hacia eso que sabe que necesita. Y el momento perfecto no existe. Quizá el momento perfecto sea hoy.

- Vence la pereza. La pereza es una sensación que te habla y te dice que es mejor que no hagas nada, te transmite que estás bien como estás, pero no es cierto, no estás controlando tu diálogo interno. Has de contestar a la pereza con una frase contundente y reforzarla con una acción, por ejemplo: «Qué pereza desmaquillarme. Pues sí, pero me voy a sentir mejor, a mi piel le sienta bien estar limpia, a mí me sienta bien sentirme limpia y voy a dormir mejor y a permitir a mi piel respirar y regenerarse. Me siento bien haciéndolo y no me lleva más de 2 minutos». **No pienses en qué tienes que hacer, sino en cómo te sentirás cuando ya lo hayas hecho.**
- Simplifica. Simplificar es mejorar nuestra vida quitando todo lo que le sobra. Sin perder calidad. El autocuidado debe ser placentero, sencillo y gratificante, debe añadir valor a nuestra vida y a nuestra existencia. Sin embargo, lo dejamos de lado demasiadas veces porque tenemos la idea de que será complicado encajarlo en nuestro día a día, porque tenemos la creencia de que todo lo demás y todos los demás son más importantes. Una de las frases que más repiten las mujeres que trabajan conmigo al principio es la siguiente: «Estoy demasiado cansada para (sacar tiempo para mí) el autocuidado». ¡Craso error!

Una de las cualidades que más valoro de mi pareja y de mí es que nos hacemos la vida más fácil. Simplificamos y nos quedamos, la mayoría de las veces, con la esencia de lo que nos apetece, lo que queremos y, sobre todo, de lo que necesitamos. Es una versión sencilla y conjunta de nuestro autocuidado.

He leído una entrevista donde cuentan que Victoria Beckham lleva veinticinco años comiendo únicamente pescado a la plancha y verdura. Quizá esto es demasiado a la hora de simplificar y hacer la vida fácil a su cocinero y a sí misma. Pero aplicado a nuestra vida y si seguimos hablando de comida, hacerse la vida fácil es procurar no complicarse. Si yo no cocino, lo mínimo que puedo hacer por la otra persona es esto:

- No poner pegas. (Quejarnos nos quita energía y ocupa negativamente nuestro tiempo.)
- Dar ideas.
- Alentar y aplaudir a quien cocina.
- Ayudar con la confección de un menú sencillo y que a la vez sea equilibrado.
- Aportar en otras parcelas para complementar al otro.

Facilitar y simplificar todo lo posible las tareas rutinarias para que no se vuelvan tediosas es una forma sutil de hacerse la vida fácil. Si no tuviera quien cocinara en casa, encontraría la manera de hacerme la vida fácil en este sentido. Algo sencillo es más fácil de gestionar, por eso, te animo a que pienses de qué manera puedes hacerte la vida más sencilla y qué puedes simplificar.

Como anteriormente has tenido que detallar cómo es un día en tu vida, quizá puedas volver a esa lista y subrayar aquellas acciones que se vuelven complicadas o tediosas: ahora, piensa la manera de simplificarlas y sentirte bien con ello. Aprovecha para quitar todo lo no necesario y, si quieres, échale la culpa a este libro.

Y para simplificar simplemente...

- **Cumple lo que te propones, es un signo de respeto y confianza hacia ti.**
- **Elimina lo superfluo.**
- **Practica el desapego.**
- **Presta atención a las finanzas porque forman parte de ti. Piensa en tu dinero y decide sobre él de forma más consciente.**
- **Reconsidera eso de que no tienes tiempo: que tengas esa sensación de falta de tiempo es simplemente por una mala organización o gestión del mismo o porque simplemente lo pierdes en algo que no te aporta ni es importante para ti. ¿Te atreves a hacer una lista? Elimina lo innecesario. Haz cosas útiles.**

Para estos dos puntos sobre el tiempo, te animo a que inviertas unos minutos hoy mismo en averiguar por dónde se te escapa para poder hacer un mejor uso de él. ¿Cómo? En esa lista de lo que se compone tu día, esmérate un poco más y detállala al máximo.

Por ejemplo: *Me levanto, miro el móvil y las notificaciones, voy al baño, me siento, sigo mirando el móvil, doy muchas vueltas durante la mañana para prepararlo todo* (detállalo). Y lo importante aquí es cuantificar cuánto tiempo empleamos en cada cosa, aunque sea mínimo: un minuto, tres, cinco, veinte... Hasta que lleguemos a las veinticuatro horas. Puede parecer demasiado, pero así lograrás una visión hiperrealista de adónde se va tu tiempo y si quieres seguir utilizándolo así.

- No hagas nada. A veces no hacer nada es muy útil. Hacer sólo una cosa y hacerlo despacio es muy útil, no sólo por la propia acción que estamos llevando a cabo, sino porque estamos trabajando en nosotras mismas la implicación, la concentración, el perfeccionismo y, probablemente, el silencio. No hacer nada nos resetea y recarga la mente, el ánimo y la energía.

- Pon fecha realista a todo lo que te propongas. Si tu meta es grande, divídela en distintos hitos que tendrás que ir cumpliendo antes de la fecha final. Es un paso a paso con la certeza de que llegarás a esa fecha con el objetivo cumplido y prueba de ello es que irás haciendo *check* a cada hito anterior, lo que te permitirá motivarte a seguir adelante mejorando incluso la técnica con la que decidas avanzar.

Si tú misma no eres capaz de ponerte fechas (porque no te ves capaz de cumplir, prefieres seguir procrastinando o en el fondo no quieres avanzar con esa tarea), te animo a que impliques a otra u otras personas a las que rendir cuentas o a las que mostrar el avance en nuestra meta, como si de un jefe o cliente se tratara (alguien a quien no quieres defraudar). A veces, ésa es la única forma de tomárnoslo en serio y comprometernos y comprobar de una vez que somos capaces de cumplir con el objetivo.

Uno de mis mentores me dijo algo que dio en la diana: «Intentar es darse permiso para no hacer». Cuando quieres lograr algo de verdad, desde lo más profundo de tu corazón y está en tu mano, vas a por todas y lo haces, aunque cueste y tarde en llegar. Lo importante es que avanzas hasta llegar al objetivo porque sabes que es ahí donde quieres estar. Si antes de empezar ya tienes en la cabeza que sólo lo vas a intentar, tu convicción y la confianza en ti misma y tus posibilidades no está alineada con el objetivo final y estás anticipando la derrota o dándote permiso para fallar o abandonar antes incluso de haber comenzado.

Por eso, si tienes un objetivo en mente y lo que quieres es intentar ir a por ello, ya te adelanto que así no lo lograrás. Te reitero que intentar es darse permiso para no hacer.

Si mi plan de autocuidado se centra en cuidarme por fuera y ponerme en forma —debe ser mi meta auténtica, debo querer lograrlo poniendo todo mi empeño en ello—, lo escalaré para hacerlo factible y no pasar de cero a cien en una semana. Sabiendo desde dónde parto, así será la escalada que plantee y celebraré cada logro para afianzar que lo estoy haciendo bien y darle esa información tan valiosa a nuestro cerebro.

La meta:

Mejorar físicamente respecto a cómo estaba en 2019 (es un objetivo SMART y puedo lograrlo porque ya lo he hecho antes).

Plan:

Hito 1. Primera semana: comida saludable, 80 por ciento.

Ve poco a poco para hacerlo realista: elimina previamente todo lo no saludable que haya a nuestro alcance y plantea comidas principales. Si tengo hambre, ¿cuáles serán mis *snacks*?

Hito 2. Primera semana: introducir la actividad física en el día a día.

Escálalo: ¿qué momento del día es más sencillo y realista para comenzar? Y agéndalo: ¿qué me suele funcionar mejor? Ejercicio un día a la semana o tres días de rutina muy breve para instaurar el hábito y afianzar el hueco en la agenda. Necesitamos definir qué harás, cuándo lo harás y cuántas veces lo repetirás.

Finaliza la semana y celebra cada uno de los logros para impulsarte a continuar. De nuevo, una manera muy útil y satisfactoria de celebrar logros es contando y mostrando avances a otra persona, porque vamos a crear un compromiso y un «no querer fallar».

Hito 3. Segunda semana: comida saludable y cenar temprano, 80 por ciento.

Hito 4. Segunda semana: ejercicio dos días más o rutinas 10 minutos más largas. Bonus: hago ejercicio un día extra: domingo, caminata. ¡Maravilloso!

Finaliza la semana y celebra los logros.

- **Delega.** Cuando asumimos como propias las tareas que podríamos y deberíamos delegar, estamos ocupando parte de nuestro tiempo innecesariamente en actividades que no nos competen o que en realidad no son responsabilidad únicamente nuestra. Si hicieras un análisis de todas esas tareas que podríamos delegar, te darías cuenta de que empleas tu tiempo de forma poco eficaz. Y el tiempo es un bien demasiado preciado para no valorarlo en este sentido. A veces no delegamos por miedo a que lo hagan mejor que nosotras, pero que lo hagan mejor está bien y nos enseña algo nuevo que desconocíamos. Otras veces no delegamos por miedo a que lo hagan peor o diferente. Confía. Delegar nos enseña a soltar y a abrir la mente porque estamos confiando en otra persona una parcela que hasta ahora era nuestra y quizá aprendamos cosas nuevas que nos enriquezcan, no sobre la propia tarea, sino sobre nosotras mismas o sobre la gestión del tiempo y las relaciones.
- **Organizarse bien es un arte.** A menudo tenemos tanto que hacer que no sabemos por dónde empezar, por lo que es fundamental hacer una lista con todo eso que tenemos en la cabeza para poder categorizar y simplificar.
- **Innegociables.** Siempre ha de haber unas tareas, unos momentos o unas rutinas que sean innegociables. Tus días son mejores gracias a ellas. Y podrían revisarse, pero sólo para mejorarse, porque a esto no vas a renunciar.

Por ejemplo:

- **Innegociable** es mi té rojo con ciruela de medio litro cada mañana.
- **Innegociable** es mi hora de pilates a la semana.
- **Innegociable** es la llamada a mi madre o a mi mejor amiga todos los días o una vez a la semana.
- **Innegociable** es tomar una copa de vino cada viernes con mi pareja.
- **Innegociable** es esa caminata por la senda litoral los sábados por la mañana.
- **Innegociable** es no encender la tele los fines de semana por la mañana.
- **Innegociables** son mis 10 minutos en el baño cada tarde a solas.

Si no tienes una lista de innegociables, es el momento de empezarla. Es un punto de partida para armar tu Tetris o *planner* semanal/mensual. **Lo que te sienta bien no lo cambies, sólo mejóralo.** Porque innegociable quiere decir que no vas a renunciar a ello, pero quizá se puede pensar mejor dónde ubicar en ciertos momentos para que tu calendario y el de tu familia sea más sencillo, llevadero y eficaz.

Porque al igual que tú, cada miembro de tu familia debería tener sus innegociables, y ponerlos en común es superenriquecedor. ¿Qué tal si te dedicas u os dedicáis un momento juntos a recopilar innegociables y ubicarlos en el calendario?

En este momento en el que se pone tu vida patas arriba, no abandones eso que te ha funcionado, no permitas que las excusas sean más poderosas que tú misma. Demuéstrate que puedes al menos intentarlo con la convicción de que lo vas a conseguir. Y, para empezar, márcate el objetivo de 10 minutos al día o todo lo que te atrevas a cumplir. Pocos minutos cada día son muchos minutos a la semana y muchas horas a lo largo del año.

Para aprovechar al máximo este libro, tu tiempo y tu inexplorado potencial, tú decides cuánto tiempo y con cuánta frecuencia. Es el primer paso, cumplir con tu palabra y compromiso. Elige dónde quieres poner el foco de aquí en adelante. Confía en que, dedicándote tiempo, te sentirás inundada de sensaciones positivas como la plenitud, el bienestar, la calma y la felicidad. Y todo eso se contagia a tu entorno. Si tú estás bien, las personas a las que quieres y te quieren lo estarán también.

Yendo poco a poco llegarás lejos y empezarás a escalar la montaña más alta cuando estés preparada, sin miedo ni límites. Con la perspectiva de una buena organización, afrontarás mejor las piedras y los resbalones de la vida diaria.

- **Piensa en tus necesidade**s y, a través de ellas, empezarás a comprender desde qué punto partir y organizarte.

- **Sé honesta.**

- **Escribe** para organizar tus pensamientos y saber cómo te sientes.
- **Escribe y celebra cada logro.** Te darán la motivación necesaria para paliar el cansancio, la incertidumbre y el estrés del día a día. Sólo necesitarás unos minutos y marcarán la diferencia.

Si éste es tu objetivo:

Te organizas	→	Te conoces	→	Te cuidas
Cuanto más te conoces	→	más te cuidas	→	mejor te organizas
Cuanto más te organizas	→	mejor te conoces	→	más te cuidas

Una mejor organización te ayudará también a conocerte y a detectar:

- **Cómo son tus días realmente.**
- **Cuánto hay de elección,** obligación, rutinas ineficaces, enfados, frustración y agotamiento en tu día y en tu vida.
- **En qué se te va el tiempo** o en qué lo empleas y no eres consciente.

- **Qué se puede cambiar,** qué se puede mejorar y qué hay que anclar.
- **Los puntos fuertes y flacos** de cada miembro de la familia.

Una mejor organización te ayudará a:

- **Simplificar tu vida.** Una vida simple es una vida rica en lo importante.
- **Encarar** los días de forma más positiva.
- **Ser más productiva** cuando corresponda.
- **Disfrutar de los momentos de paz,** de familia, de relax y de autocuidado.
- **Gestionar mejor los conflictos,** tanto los personales como los laborales.
- **Tener un mejor control de tus finanzas,** de la salud de toda tu familia y de tu vida social.

Una mejor organización es fundamental para:

- **Diferenciar lo urgente** y lo importante de lo que no lo es.
- **Disponer de tiempo libre** para ti misma y en pareja.
- **Dar a cada uno la atención** que necesita.
- **Gestionar de forma más eficaz** las rutinas diarias.

- **No tener, reducir y controlar** la carga mental.
- **Tener una vida más plena.**

Definitivamente, una mejor organización no va a eliminar todos tus problemas ni conflictos del día a día, pero sí tendrás una hoja de ruta que seguir cuando a veces todo se desmorone.

5.1 SÉ MINIMALISTA

El minimalismo es un término acuñado para la tendencia que tenemos algunos seres humanos de reducir todo a lo esencial. Ser minimalista es autocuidarnos. Piénsalo detenidamente: en realidad, usas el 20 por ciento de tu armario el 80 por ciento de las veces. Da una vida útil a eso que en realidad no te gusta, no te vale o no te representa. Y esto se puede extrapolar a cualquier cosa, no todo lo que tienes te hace feliz, ni hace tu vida más fácil ni más práctica. Piensa antes de adquirir algo nuevo y dale el lugar de algo viejo.

Si hablamos de ropa, compra de segunda mano y hazlo especial. O lo que a mí más me gusta, apuesta por los básicos.

Si hablamos de la inmensa montaña de papeles que acumulamos en los cajones que nos ahogan, opta por digitalizar todos los documentos y crea una carpeta o un e-mail destinado para ello. Tan sencillo como hacerlo con el móvil, que no tener impresora en casa no sea una excusa. Tan sencillo como agendarte un día para hacerlo y finiquitarlo de una vez.

Lo mismo con las personas. No necesitas cien personas a tu alrededor. Si lo piensas, ¿con cuántas te relacionas en tu día a día? O mejor, ¿cuántas personas te importan e interesan de verdad en tu vida? Centra el foco en las personas y en lo que vivas con ellas y acumula experiencias, para eso no hay límites.

Sin duda, **una de las claves del bienestar para mí es tener menos cosas, pero más útiles y valiosas.** La pandemia sirvió para algo: nos dimos cuenta de que hay pocas cosas esenciales y no necesitamos tantas.

Objetivamente, las razones por las que no necesitamos tantas cosas son las siguientes:

- No tenemos tiempo material para usarlas todas.
- No tenemos capacidad para recordar todo lo que almacenamos.
- Al almacenarlas, desaparecen y, si desaparecen, no existen, con lo cual no sirve de nada tenerlas.
- Nuestra casa tiene un espacio limitado y lo que más valoramos de ella es que haya espacio libre y buena compañía para disfrutarla (el espacio nos da paz y la paz tiene un valor incalculable).
- Los «por si...» (por si adelgazo, por si engordo, por si se vuelve a llevar, por si hago tal receta...) no son realistas y nunca volvemos a usar eso que por alguna razón está descartado, pero sigue en nuestro armario. Deshazte de eso ya.
- Se vive más tranquilo con menos posesiones: menos cosas que tener en cuenta.

- Casi todo lo que tenemos material no tiene valor, pero el espacio que ocupan sí lo tiene.
- Deshacerte de lo que no necesitas te va a dar sensación de libertad. Comienza con alguno de tus cajones. Al final del libro encontrarás un ritual sobre ello.
- Elimina todo lo que tengas duplicado. Y si aun así deseas mantener casi todo lo que tienes, haz un inventario categorizado. Objetos de papelería: folios, carpetas, fundas, tijeras: trastero 1.ª estantería 3.ª balda. Este inventario puedes tenerlo en papel o más a mano en tu bloc de notas del móvil o en aplicaciones muy prácticas para lo importante como Google Keep.
- Parece obvio, pero elimina todo lo que esté roto o no funcione correctamente (juguetes, bolígrafos gastados...).
- La ropa que haga más de uno o dos años que no te pones recíclala o dónala.
- Zapatos viejos, rotos o simplemente incómodos. Pueden tener una segunda vida, pero no contigo. Un truco eficaz es comprometerte a usar todos tus zapatos en un mismo mes. Los que no hayas usado en ese período ya no tienen cabida en casa.
- Toallas, ropa de cama vieja o en mal estado. ¿Qué necesidad hay de secarse con una toalla que raspa?

- Ropa interior y de estar por casa que no te haga sentir cómoda, que no te favorezca, que esté vieja o demasiado usada. Es hora de renovarse también en casa. Algo que para mí es autocuidado es elegir el color de mis pijamas, puede parecer una tontería, pero los colores claros, tal y como es mi casa, me hacen sentir mejor.
- Fuera películas en DVD, VHS, cintas. Aparatos electrónicos que no uses. Llévalos al lugar adecuado.
- Libros que has leído, pero no te han gustado o que simplemente no son imprescindibles. Puedes donarlos, llevarlos a la biblioteca municipal o a tiendas de segunda mano de tu ciudad.
- Fuera revistas, publicidad, documentos viejos y que ya puedes tener escaneados.
- Quédate con un solo cepillo de pelo, cambia tu cepillo de dientes, deshazte de todas las brochas de maquillaje que no te gusten o no te sean útiles. Tapas de *tuppers* o *tuppers* sin tapa.
- Sartenes en mal estado.
- Recipientes de plásticos deteriorados.
- Envases caducados (cosméticos, alimentos, conservas y envases).
- Juguetes o manualidades que no estén en condiciones de conservarse o ya no se usen.

Si tan sólo eliminaras cada día un elemento de cada categoría, habrías conseguido deshacerte de quince cosas. Hazlo para comprobar que tu casa se verá más despejada y tú te sentirás mejor. Organizar tu cabeza, tu vida y tu tiempo a veces comienza estructurando tu hogar. Tu casa es una extensión de ti y, aunque pasemos mucho tiempo en ella, no siempre la disfrutamos. El reparto de tareas y responsabilidades nos permite saber qué tenemos qué hacer y cuándo, sin tener que pensar más en ello, con la tranquilidad de que, con pocos minutos al día, poco a poco, se parecerá más a un templo o un refugio.

Si tenemos la suerte de que, en el reparto de tareas, las que tengamos que hacer nos gusten, genial. Si no, hay que encontrar la manera de simplificar los procesos y que no sean un suplicio. Igual de importante es aprender que delegar alguna tarea será salud y tiempo para nosotras. Aprovechemos el tiempo cuando así sea. Y no lo perdamos sintiéndonos mal porque no lo estamos haciendo nosotras o no lo hacen justo como a nosotras nos gustaría.

El siguiente paso en tu hogar sería identificar tu zona autocuidado, ese lugar de la casa que es más tuyo que de otro y donde te sientes más cómoda. Puede ser una zona de tu terraza, una habitación de invitados, el vestidor, una zona del salón o del sofá. Un lugar donde puedas poner tus libros, tus velas, tu manta favorita, tu cojín más cómodo. Un lugar donde tengas accesible la esterilla de yoga, tus cremas o todo aquello que te haga sentir paz, bienestar y calma.

Tu hogar no es un expositor ni un catálogo de Ikea. La mayoría de las veces estará casi todo desordenado, pero, si he aprendido algo, es que no me quiero pasar la vida recogiendo, cuando, si tienes niños, como en mi caso, a veces es imposible hacerlo. Opta otra vez por lo más sencillo: ten un lugar para cada cosa, que en la medida de lo posible cada uno se ocupe de una tarea y todo pueda guardarse sin tener que pensar en ello ni frustrarse cada día. Aprende a disfrutar de tu hogar igual que lo harás con tu tiempo, eso es autocuidado.

Destierra esa prisa por limpiar y recoger constantemente. Es cierto que en una casa siempre hay cosas que hacer, pero, precisamente por eso, debes acotar el tiempo y la franja horaria que se dedica a ello; recuerda que las tareas del hogar son eternas, nada agradecidas y no son prioritarias siempre.

Como me decía una amiga que trabajaba en una oficina, **da igual lo rápida que sea o cuántos e-mails conteste cada día, siempre quedarán cosas por hacer para el día siguiente,** y así es.

Que no pasen los días y te veas sobrepasada por las tareas del hogar u obligaciones varias. Detente a determinar qué es prioritario en tu casa cada día. Establece, al igual que lo haces en tu trabajo, un horario y un tiempo para cada cosa y, cuando llegue la hora, haz lo que en realidad deberías estar haciendo: viviendo, disfrutando, descansando o jugando con tus hijos.

5.2 ¿QUÉ NECESITAS PARA GESTIONAR MEJOR TU TIEMPO?

Tanto si la has usado antes como si no, te recomiendo que incorpores una agenda en papel a tu vida, una que puedas llevar contigo siempre y que poco a poco vaya sustituyendo muchas de las utilidades que le damos al teléfono móvil.

Si eres de soporte digital y llevas tu agenda en el móvil perfectamente actualizada, también te animo a que pruebes o redescubras el papel. Escribir a mano tiene multitud de beneficios, como ayudarnos a organizar nuestras ideas y a vaciar nuestra mente, reforzar nuestra memoria y fomentar nuestra creatividad. El simple hecho de sentarnos cada día con nuestra agenda es un momento de autocuidado al que no querrás renunciar.

Tanto si ya aplicas tu propio método de organización como si decides probar lo que cito a continuación, en un mes podrás ver que todos y cada uno de los beneficios se cumplen. En realidad, podrás verlo incluso desde el primer día. Para ello, necesitarás una agenda a día vista o una libreta donde puedas hacer unas particiones y un *planner* mensual.

Existe una herramienta llamada la matriz de Eisenhower que nos servirá para aprender a priorizar y organizar nuestro tiempo y nuestras tareas de forma eficaz. Aunque está más enfocado al terreno profesional, es muy interesante categorizar y plasmar en esta matriz todas nuestras tareas, sean cuales sean, en cualquier ámbito de nuestra vida, porque he llegado a la conclusión de que lo que no se escribe no existe, no ocurre o, simplemente, se olvida.

	Urgente	No urgente
Importante	Son aquellas tareas o acciones que hay que hacer ahora.	Son aquéllas que hay decidir cuándo hacerlas y agendarlas.
No importante	En esta categoría están aquéllas que puedes/debes/tienes que delegar.	Y, en este lugar, si no es urgente y tampoco importante, puedes no hacerlas y eliminarlas.

Ejemplo:

	Urgente	No urgente
Importante	Pagos con fechas límites. Pagar el IBI: hoy. Salud propia o de algún familiar. Ir a urgencias: ahora.	Hacer deporte. Agendarlo: lunes /miércoles/viernes a las 18.30. Hacer la planificación familiar. Agendarlo: domingos por la mañana.
No importante	Me llama un compañero para solucionar un problema. Si no es importante para mí y no puedo solucionarlo en el momento, delego. Tengo diez correos en la bandeja de entrada por contestar. Si no hay nada catastrófico, pueden esperar o se puede encargar otra persona: esperar/ delegar.	Ver la tele, ese programa que me entretiene. Ver redes sociales. Ir de compras sin una idea en concreto. (Si no lo plasmas aquí, increíblemente podría ser que finalmente sólo acabes haciendo esto de toda tu lista de tareas.)

Te resultará muy útil tener claros estos conceptos antes de empezar a completar tu agenda y tu *planner*, incluso si ya es algo que haces en tu vida cotidiana.

Empieza de forma sencilla haciendo una lista. No sigas leyendo, hazla. Todo lo que tengas que hacer, anotar, recordar, delegar… También todo aquello a lo que te gustaría dedicarte a hacer hoy o esta semana. Si tienes un lugar donde escribirlas, no temerás olvidarlas y, si las anotas, no tendrás que recordarlas.

Éste sólo es un ejemplo que a mí me ha servido para darme cuenta de todas las cosas que hacemos a lo largo de día y cuántas podríamos hacer si quisiéramos delegar. En el siguiente nivel de organización, yo suelo diferenciar aquellas tareas, aquellos eventos o aquellas citas que ya tengo agendadas.

Tener todo anotado nos da control sobre nuestra propia vida. Anotar los eventos, planes, las fechas importantes y las citas nos aporta seguridad, paz mental y orden. Con la práctica podremos ver los huecos disponibles de cada día y aprovecharlos de la mejor manera. Además, nos servirá para equilibrar nuestro tiempo con nuestros valores.

Desde que uso agenda y *planner*, gestiono mucho mejor mi tiempo y el de mi familia. La sensación de control y seguridad que siento es constante y me permite abarcar un poco más de lo que podría parecer con una casa, un trabajo, sesiones de coaching, mentorías, proyectos y cuatro peques, una pareja y una vida.

Por eso es tan importante la organización. **Ser organizados no va de agendar cada minuto de nuestra vida,** al menos no para mí. **La organización nos permitirá ser productivas cuando haya que serlo y hacer uso del resto del tiempo disfrutándolo al máximo.** En definitiva, conseguir el equilibrio en todas las facetas de nuestra vida para llevar las riendas y elegir los pasos que damos en este presente que nos llevará al futuro que estamos diseñando.

Para comenzar con tu autocuidado y convertirlo en parte de tu vida, deberás saber primero en qué punto vital te encuentras y decidir qué estás dispuesta a cambiar para dar ese lugar a tu nueva vida. Puede que seas muy feliz y que tu vida sea plena, o no, quizá estás ahora muy perdida y necesitas reorganizarte desde cero para sentir que merece la pena vivir y disfrutar de cada minuto. Tomar decisiones conlleva cambios y los cambios provocan miedos. Y el miedo paraliza. Nos deja en la casilla de salida sin atrevernos a dar un paso en ninguna dirección. Comencemos poco a poco: diseña conmigo tu nueva vida. Da pasos lentos, pero seguros.

1. Anótalo todo. Escribe a modo de lista sin clasificar todo lo que se te venga a la cabeza que tienes que hacer y recordar. Si usas una aplicación del móvil con recordatorios y citas, traspásalo ahora también a tu agenda.

Una vez tengas todo anotado (y, a medida que te vayas acordando, puedes ir ampliando tu lista), empieza a clasificar cada línea donde corresponda.

Recordar o hacer hoy.

Recordar o hacer esta semana.

Recordar o hacer este mes.

Recordar o hacer los meses siguientes.

2. Destaca lo urgente (U) y lo importante (I). En cada una de estas secciones, destaca lo urgente y lo importante ese día y, así, cada día o semana.

A medida que anotes en el día que corresponde cada una de las tareas que quieres hacer o recordar, táchala de la primera lista. Cuando esté todo tachado en tu primera lista, experimentarás esa sensación tan ilusionante de «objetivo cumplido».

La siguiente máxima de la organización es la siguiente: **«No lo postergues más, hazlo».** Quiero recordarte que los días tienen 1.440 minutos. 1.440 minutos para todos. Para las personas que pasan a la acción y que llegan muy lejos y para las personas que ni siquiera saben que su vida está pasando y para aquéllas que aun sabiéndolo reparten esos minutos entre la cama y el sofá. La diferencia es cómo aprovechan esos minutos. Y la gran mayoría de las que llegan lejos y tienen éxito, tienen rutinas, hábitos, una agenda y, sobre todo, un horario que les permite ver con claridad en qué emplean su tiempo.

5.3 LA TÉCNICA DE LOS 2 Y DE LOS 5 MINUTOS

Puede que conozcas **la técnica de los 2 minutos.** Se trata de hacer todas aquellas tareas que nos lleven 2 minutos o menos. A efectos prácticos, se tarda más tiempo en pensar qué hacer con esa tarea y agendarla que quitártela de en medio. Te animo a que, en tu lista de tareas, identifiques todas aquéllas que te lleven poquito tiempo y las agrupes y hagas todas juntas si es posible.

- Mandar un mensaje a Ana.
- Despejar la encimera.
- Coger la cartilla del médico.
- Poner una lavadora.
- Mandar un e-mail.
- Aceptar un presupuesto.

En 10 minutos habrás logrado dejar hechas al menos seis tareas. ¡Qué bien sienta!

Por otro lado, está **la regla de los 5 minutos.** Y es que no hay que subestimar el poder que tienen 5 minutos. Cuando hablo de esto, siempre recuerdo a Andy en la película *Toy Story*, cuando su madre le llama para irse, pero le da un margen para seguir jugando: 5 minutos. Los adultos no haríamos nada con ese tiempo, porque tenemos interiorizado que en 5 minutos no da tiempo a nada. Sin embargo, Andy es un buen ejemplo, pues no perdió un segundo y comenzó a jugar inmediatamente.

Recuerda que jugar, en el idioma de los adultos, puede significar: disfrutar, dejarse llevar, aprovechar, estar en el presente... Pues nosotras debemos hacer como Andy, porque nos va a pasar constantemente que nos levantemos por la mañana, miremos nuestra agenda y tengamos por delante una jornada maratoniana, pero, de repente, se nos desbloqueen 5 o 10 minutos y nos dediquemos otra vez a adelantar tareas del hogar o a dar vueltas pensando en todo lo que podemos y debemos hacer. Y al final, acabamos no haciendo nada que nos haga sentir bien.

Te animo a que ocupes el lugar de Andy y vayas pensando qué harías si te concedieran en la mitad de tu día 5 minutos para ti, para que los aprovecharas en lo que más quisieras. Así, si te pasa, y estás predispuesta, cuando ocurra, lo harás. Por ejemplo, estirarte, echarte crema en los pies, ir al baño, hacer sentadillas, tomarte un té, sentarte en el sofá...

¿Y si creas una lista en tu cuaderno y la titulas «Lista bonita de cosas que puedo hacer por mí en 5 minutos»? Estoy segura de que puedes destinar 2 minutos de tu día a tachar cuatro cosas sencillas que vas posponiendo y no te suponen nada y dedicar los 5 últimos minutos de tu día a ese masaje de pies que tan bien te va a sentar. ¿Qué mejor manera de acabar el día con la satisfacción de haber cumplido con tus tareas y tu autocuidado antes de dormir? No dejes para mañana lo que te apetezca hacer hoy, simplemente hazlo.

Es muy posible que, pensando en tu vida actual, te abrume incluir una nueva actividad llamada «autocuidado», y más si piensas que no llegas, pero te aseguro que sólo tienes que intentarlo y comenzar por la regla de los 5 minutos. Tu mente comenzará a abrirse.

Autocuidado

si sólo tienes 5 minutos

Bebe un vaso de agua	Lee 10 páginas	Estira tu espalda
Haz una visualización	Haz 20 sentadillas	Llama a esa persona especial
Ponte el *outfit* con el que mejor te sientas	Deshazte de algo que te sobre	Come fruta o frutos secos
Haz una lista de prioridades en tu agenda	Sonríe	Agradece estar viva y todo lo que tienes
Sal al exterior	Piensa y anota cómo te sientes	Escucha un pódcast

5.4 ¿DE QUÉ ESTÁ HECHA TU VIDA?

Imagina que tu vida es un círculo perfecto que se divide en porciones cuyo tamaño vendrá determinado por tus necesidades, por tu nivel de consciencia, por la calidad de tus decisiones y tus propias respuestas ante la vida. Sólo aquello de lo que eres realmente consciente y te importa ha de llevarse tu tiempo y tu atención.

Cada porción es un aspecto diferente e importante de tu vida y debes comprender que, según el momento vital en el que te encuentres, decidirás dedicar tiempo y atención a unas parcelas u otras, estableciendo así tus prioridades.

Voy a compartir contigo qué categorías son para mí importantes actualmente y te animo a que vayas reflexionando sobre las tuyas:

Mi vida en porciones y en equilibrio

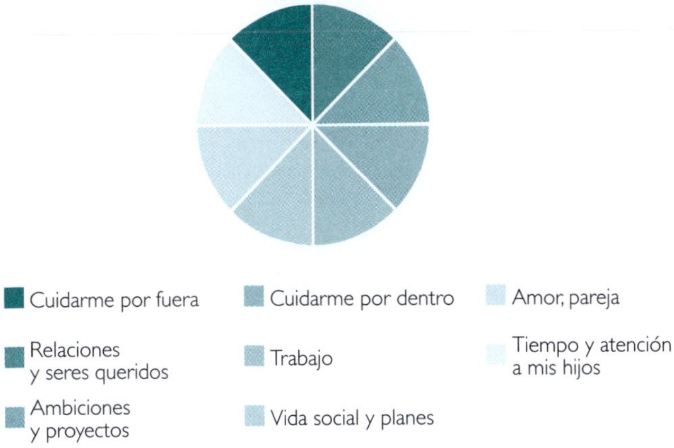
Cuidarme por fuera
Cuidarme por dentro
Amor, pareja
Relaciones y seres queridos
Trabajo
Tiempo y atención a mis hijos
Ambiciones y proyectos
Vida social y planes

Hay etapas donde no se tiene mucha vida social, tampoco tiempo en pareja y que, por diferentes circunstancias, pesan más el trabajo y los proyectos personales que determinarán nuestro futuro. En otros momentos, priorizamos a la familia o a nuestra pareja y la vida social. Y, en otros, nos damos cuenta de que necesitamos estar más pendientes de nosotras mismas y recalculamos para priorizar. Pensar en ello te hará ser consciente de que cada día es un nuevo círculo de tu vida que empieza vacío y se irá completando cada minuto, lo aproveches o no, seas consciente o no. Se me ha olvidado incluir una porción vacía para todos aquellos momentos en que desaprovechamos la vida, nos alejamos de nuestras parcelas reales y «perdemos el tiempo».

Hay una ley que dice: «El trabajo se expande hasta llenar el tiempo de que se dispone para su realización». Y, si lo aplicamos a esto, quiere decir que, si no tenemos claras nuestras parcelas y prioridades, el vacío ocupará todo porque no le estamos poniendo límites. Por eso, te pregunto: ¿de qué está hecha tu vida?, ¿de qué quieres que esté hecha? Tienes el poder de dibujar un círculo cada día y llenarlo de todo lo que te importa. Tienes el poder de ocupar tu tiempo y tienes la responsabilidad de no perderlo.

Lo importante de la vida es el equilibrio; que al final de cada día, cada semana, cada año o de tu propia vida puedas mirar el camino recorrido y lo veas de los colores que fuiste eligiendo cada día según tus prioridades y aceptar que fueron cambiando con el paso del tiempo y de nuestra propia evolución.

En ocasiones podemos tener sentimientos encontrados y un gran dilema moral. Ser mamá, por ejemplo, y querer dar lo mejor a nuestros hijos parece ser totalmente incompatible con priorizar tu carrera profesional. Elijas lo que elijas, estás eligiendo mal. Esto es un lastre muy pesado a nivel emocional, personal y social. Y esta carga dificulta muchísimo que actuemos y decidamos con libertad. Por lo que, al final, nuestra lucha interna se convierte en silenciosa.

Como el tiempo es limitado y las etapas tienen fecha de caducidad, toca de nuevo decidir y aceptar que cada decisión está llena de incertidumbres, momentos complicados y algo de renuncia.

Todos los caminos son igual de complicados y, al final, elijas el que elijas, no hacemos una sola cosa en exclusiva. Las obligaciones no se limitan a nuestra faceta principal, siempre haces más cosas. Y aquí, **sea cual sea tu elección o la gestión del tiempo, las expectativas y tu organización serán primordiales para seguir adelante.**

No es de extrañar que durante mucho tiempo ni se te haya pasado por la cabeza sacar tiempo para ti y hacer del autocuidado una prioridad. ¿Cómo encajarlo en tu apretada agenda? Habrá épocas en que no será fácil, pero puedes al menos intentarlo. Y no entres, no pierdas ni un solo minuto en debates absurdos que van a restarte energía. Todo lo que has decidido hasta ahora, tal y como has ido afrontando las cosas, está bien. Te han traído hasta aquí, así que date las gracias.

Recuerda que lo siguiente no es verdad y no te define:

- **Si tienes hijos, pero trabajas y no les dedicas el tiempo suficiente: egoísta.**
- **Si no tienes hijos y te dedicas el tiempo a ti o a todo lo demás: egoísta.**

Me gustaría recordar que vinimos a este mundo para ser felices y nuestras decisiones deberían tener esto como base. Y que los demás tienen poco o nada que decir y aportar sobre esto, no olvides que nuestra vida es nuestra y sólo nuestra. Si esto se lo aplicara todo el mundo, no habría hueco para juicios de valor ni opiniones desafortunadas.

Es el momento de tomar consciencia de que la culpabilidad nos acompaña y nos coarta la libertad, pero no tiene que ser nuestra compañera de vida. De hecho, sólo hay que hacer la prueba y tomar decisiones y ver qué consecuencias tienen para los demás y qué suponen para nosotras. Yo también me he sentido culpable, pero esa culpabilidad cada vez la siento más lejos.

Analiza qué te ha llevado hasta allí, si te sentías segura en ese momento, observa tus circunstancias y quítate ese peso de los hombros. **El autocuidado es liberarse de la culpa.** No te sientas culpable si hoy quieres priorizar algunos aspectos de tu vida y otros no te importan tanto. Todo lo eliges tú: con lo que te quedas, lo que merece la pena y lo que es importante para ti. Nada ni nadie debe juzgar aquí.

Al final del libro, encontrarás un ejercicio para que dibujes tu propio círculo y diseñes tus propias categorías y las rellenes con aquello que compone tu vida hoy. Elige un color que represente cada categoría/prioridad y quédatelo para siempre.

Cuando te sientes con tu agenda, píntalo en pequeñito en el resumen de tu semana y comprueba si tus prioridades han estado presentes y alineadas con tu día a día. Celebra tus logros y reflexiona sobre qué no has podido pintar sin buscar culpables. Hacer balance es precisamente eso, equilibrar tu vida de forma consciente en sus distintas facetas.

Colorear las secciones del autocuidado es ya parte de un ritual muy íntimo que me hace sentir una paz difícil de explicar, pero que deseo que entiendas para que puedas aplicarlo en tu propia vida y tengas esos minutos coloreando que te conecten con la niña que fuiste y que en el fondo no has dejado de ser.

Autocuidado es aprender a gestionar la culpa hasta dejar de sentirla y fluir. Con culpa nunca podremos ser felices.

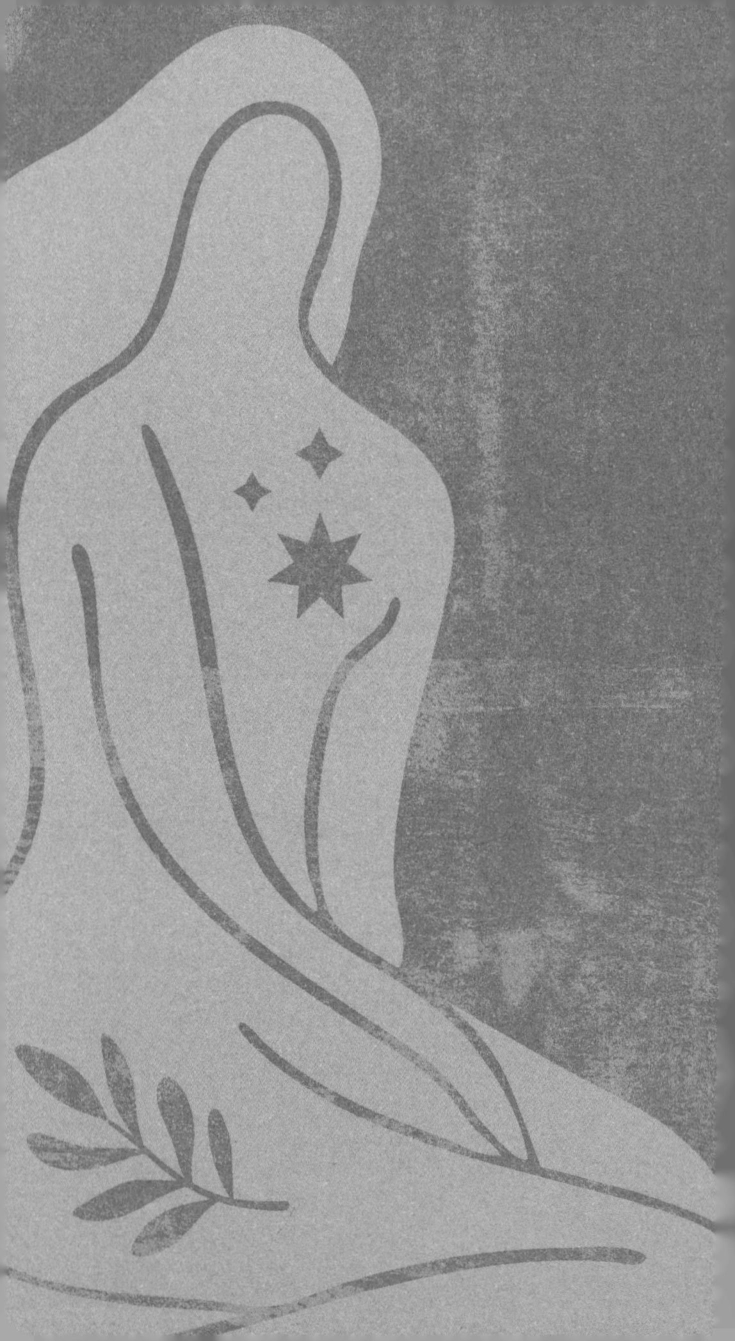

CAPÍTULO 6

Autocuidado

Desde que el ser humano habitaba en las cavernas, la mujer ha tenido el rol de cuidar y criar no sólo a los hijos, sino a toda la familia. Aún hoy se insiste en que las tareas del hogar y del cuidado nos pertenecen y, aunque pueda ser un privilegio, deja de serlo cuando no es una elección, sino algo impuesto. Esto crea una enorme desigualdad y, por ahora, la mujer sale perdiendo.

Según el Informe Concilia13F realizado por el Club de Malasmadres en 2015, 54 minutos es el tiempo libre medio que tiene una mujer que es madre al día. Y que lo tengamos no quiere decir que lo dediquemos a aquello que necesitamos ni a lo que nos hace felices. Ahora parece que comenzamos a despertar y, aunque el mundo no sea igualitario, las mujeres somos más conscientes de que podemos elegir. Y muchas de nosotras estamos empezando a tomar decisiones y a equilibrar la balanza de toda la sociedad. Pero no es un trabajo que podamos lograr solas. Todos, hombres, mujeres y niños, deben estar ahí también. En un informe reciente sobre el coste de la conciliación ha salido a la luz que el 73 por ciento de las mujeres declara sentirse agotada prácticamente a diario por la carga mental de las tareas doméstico-familiares. La planificación, la casa, la compra, la alimentación, las finanzas, la crianza y el cuidado de los hijos cuando los hay es una responsabilidad y una carga que debe ser analizada y repartida de forma equitativa o como cada núcleo familiar mejor considere y haga sentir más cómodos y plenos a todos sus miembros. ¡Hay que hacerlo!

Que la mujer sea la que lleve la mayor carga mental del hogar es un despropósito y, sin duda, nos aleja de nuestro propósito vital. Debemos equilibrar la balanza en favor de cada uno de los miembros de la unidad familiar, así conseguiremos una sociedad más igualitaria y corresponsable. Debemos estar de acuerdo en el reparto de tareas, delegar y sentirnos respetadas cuando tomemos este tipo de decisiones. Que las tareas y responsabilidades se repartan no debe ser iniciativa nuestra. Naturalicemos que no debe ser así.

Debido a esto, el autocuidado ha sido inexistente, hemos creído que no nos pertenecía, hasta que alguien decidió parar, dejó lo que estaba haciendo, se preguntó que sentía y qué necesitaba y se lo dio.

Nuestro recorrido en la historia no ha hecho más que confirmar que para nosotras las obligaciones eran más importantes que nuestras propias necesidades, que nuestro lugar era a la sombra o detrás de nuestro padre o marido. Que el único bienestar importante era el de la familia, sin dejar espacio para el propio. Que la vida estaba llena de sumisión y carente de satisfacciones. ¡Qué suerte la nuestra que eso ya ha pasado en muchas partes del mundo y vivimos justo ahí! Ahora que podemos decidir, ¡hagámoslo!

Las mujeres debemos poder elegir qué queremos en nuestra vida. Sólo podremos ser felices si la elección es nuestra y ocupamos nuestro lugar. Tú formas parte de esta sociedad que a veces no encaja contigo y tienes el poder de hacer cambios. A lo largo de estas páginas has encontrado opciones para hacer de ti una persona que se quiere, se cuida y que lo comparte con su entorno y el mundo y lo hace mejor, porque el autocuidado no es una moda, es una filosofía, una forma de vivir que nos hace mejor a todos.

El autocuidado es lo que nos va a llevar a disfrutar de nuestro tiempo de verdad, de forma consciente y con un propósito muy concreto, que es crecer por dentro tal y como creíamos que no podíamos por falta de tiempo e ideas y sentirnos mejor con nosotras y nuestras decisiones, porque cuando ordenamos nuestras prioridades, organizamos nuestra vida, nuestras rutinas, aprendemos a simplificar y dejar de pensar en lo que no podemos cambiar y **nos centramos en lo que sí podemos hacer, la vida se vuelve más sencilla, más simple quizá, más agradable de vivir y seguramente más feliz.**

Creo profundamente que el mejor autocuidado que se hace es el agendado, el que en algún momento has pensado y decidido que vas a hacer nos mejora a nosotras y también a quienes nos rodean. Porque, por suerte, no siempre es algo que tengamos que hacer a solas, sino que podemos y debemos relacionarnos para enriquecernos y llenarnos de vida. Es por eso por lo que es tan importante establecer las prioridades de nuestra vida actual y futura. Porque si mi prioridad son mis hijos o mi trabajo, no podré atenderlos ni darles el cien por cien si no dedico el tiempo necesario a descansar y tampoco podré apoyarles si no tengo tiempo para crecer por dentro.

Vamos a ver todo esto reflejado en una de las pirámides más famosas que existen, **la pirámide de Maslow.** Abraham Maslow fue un psicólogo humanista de la primera mitad del siglo XX que explicó a través de esta pirámide su teoría sobre la motivación y qué impulsa a los seres humanos a actuar de determinada manera. Es una forma sencilla y visual de comprender cuáles son nuestras necesidades y cómo todos tenemos que satisfacer desde las más sencillas hasta las más complejas.

Con esta pirámide podemos entender fácilmente que si no satisfago una necesidad de primer nivel (fisiológica), difícilmente podré o debería preocuparme por mi autorrealización, cuatro niveles más arriba. Nuestros actos se verán condicionados al igual que nuestros comportamientos y nuestras decisiones.

Pirámide de Maslow

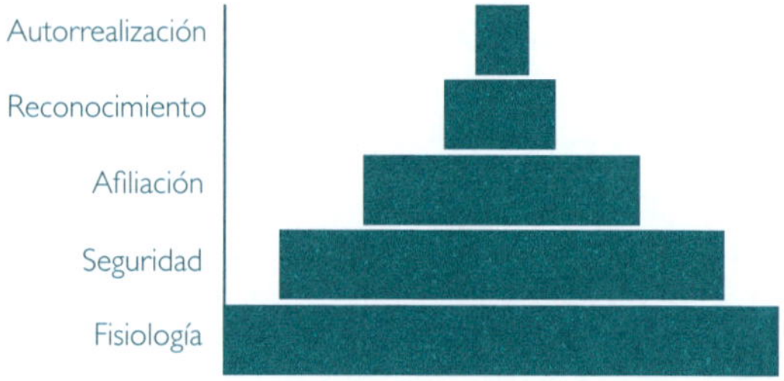

1. Fisiología. La respiración, la alimentación, el descanso, el sexo… es lo que necesitamos para sobrevivir. En el primer mundo, abrimos los ojos y todas nuestras necesidades básicas están cubiertas. Por eso, a veces no sabemos diferenciar qué es importante y qué no lo es. Hoy en día no nos preocupamos de nuestras necesidades básicas, las cubrimos, pero no lo hacemos adecuadamente. Pensar en ello es autocuidado. Satisfacer nuestras necesidades básicas no es cubrirlas, sino decidir hacerlo de la mejor manera posible.

2. Seguridad. Seguridad física, de empleo, de recursos, moral, familiar, de salud, de propiedad privada... Necesitamos sentirnos seguros, tener la certeza de que no está en peligro nuestra integridad física ni nuestra integridad mental. Sentirnos seguros para poder vivir sin miedo. Tener un empleo que nos permita vivir dignamente y conseguir los recursos que necesitemos en nuestro día a día. Sentirnos a salvo en cualquier ámbito de nuestra vida.

3. Afiliación. Amistad, afecto, intimidad sexual... En este nivel consideramos la importancia y la necesidad de integrarnos en la sociedad a través de las relaciones interpersonales.

4. Reconocimiento. Autorreconomiento, confianza, respeto, éxito. Llegamos a aquellas necesidades que están relacionadas con la autoestima y la reputación y que van a ocupar gran parte de estas páginas.

5. Autorrealización. Moralidad, creatividad, espontaneidad, falta de prejuicios, aceptación de la realidad, resolución de problemas. Son aquellas necesidades de autorrealización que nos permiten un mayor desarrollo personal y alcanzar todo nuestro potencial. Éste es un nivel más racional.

A medida que subimos por la pirámide, nuestras necesidades tenderán a diferenciarse y no serán comunes a todos. Cuantas más necesidades cubiertas, mayor será nuestra satisfacción personal y la posibilidad de dedicar tiempo, recursos y energía a desarrollarnos y autorrealizarnos. En este sentido, es muy interesante contraponer esta información con la siguiente pirámide: **la pirámide de la autoestima.**

Esta pirámide representa en cinco peldaños el desarrollo y el crecimiento personal necesario para desarrollar la autoestima y, de alguna manera, hacerlo de forma sana.

Pirámide de la autoestima

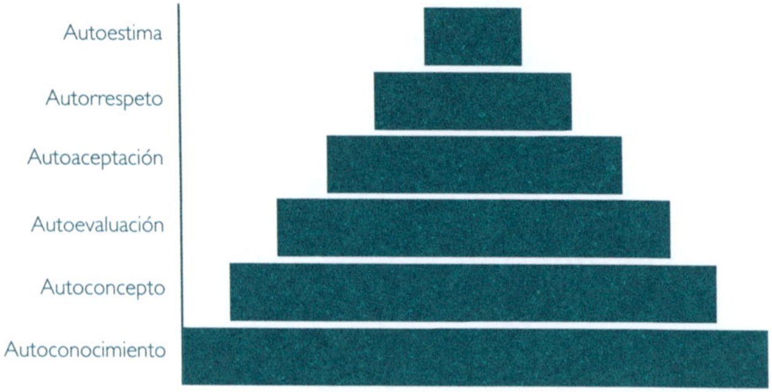

Autoconocimiento. En la base, como ya hemos comentado, se encuentra la necesidad de conocernos profundamente y de forma directa en cada ámbito de nuestra vida y nuestra personalidad, para poder responder al quién soy.

Autoconcepto. De todas, la que más nos preocupa es nuestra propia imagen, entendiendo imagen como el concepto que tenemos de nosotras mismas. La opinión sobre nosotras mismas está condicionada por la forma en la que nos valora nuestra familia, nuestro entorno y todas aquellas personas a las que damos credibilidad. Por lo general, una persona con su propio concepto limitado no suele sentirse cómoda consigo misma, tampoco es consciente de todo su potencial ni de todas sus cualidades y valía. Sin embargo, una persona con un concepto propio muy amplio ha recogido todo lo que otras personas importantes para ella han expuesto sobre su persona y lo ha validado.

Autoevaluación. Es nuestra capacidad de considerar nuestra forma de ser y actuar.

Autoaceptación. Es admitir y reconocer lo que somos.

Autorrespeto. Es respetarse y quererse a uno mismo.

Autoestima. Es la valoración global que tenemos en un momento dado sobre nosotras mismas, el concepto y la visión sobre nuestra propia persona.

Una vez tenemos claros estos conceptos, es el momento de ver cómo debes integrarlo y agendarlo en tu vida, en rutinas, día a día, qué necesitarás para ello y en qué consisten los rituales. Recuerda que el autocuidado es organizarte para encontrar el tiempo que mereces y dedicártelo. La falta de confianza, de compromiso y de responsabilidad son las causantes de que no hayas logrado eso que deseas. Si te has apoyado en la pereza es porque no has creído que lo que podías empezar iba a mantenerse en el tiempo y, por tanto, para qué intentarlo si no lo ibas a lograr.

Nos rendimos demasiado pronto. Y eso tiene que cambiar, porque **la calidad de tu vida se mide por la calidad de tus decisiones** y, cuando ya te has dedicado a conocerte y sabes en el fondo todo lo que puedes lograr, es el momento de pasar a la acción y reorganizar tu agenda para focalizarte en lo que sí quieres y en lo que a partir de ahora vas a lograr.

6.1 TIPOS DE AUTOCUIDADO

Como ya has ido descubriendo, el autocuidado es una filosofía que puedes encontrar y aplicar en cualquier lugar y momento. Cada práctica de autocuidado nos reporta beneficios infinitos y nos ayudará a alcanzar mayores niveles de bienestar físico, espiritual, mental y emocional.

Voy a mostrarte mi humilde clasificación:

1. EMOCIONAL – CONÓCETE

El autocuidado emocional es aquél que te ayuda a conocerte y a conectar contigo y tu parte más trascendental. Conectar con nuestras emociones nos ayudará a transitar por la vida sin rechazarlas, identificando sentimientos negativos, comprendiendo el origen y la razón de cada uno de ellos para poder aceptarlos, gestionarlos y seguir hacia delante de la mejor manera posible.

Paz mental: orden/hogar/organización/minimalismo.

El orden y la organización nos aportan esa paz que nuestra mente necesita para poder centrarnos en otras parcelas de nuestra vida sin que el desorden o las prisas nos distraigan. El minimalismo nos facilitará la gestión de nuestro tiempo, pues tener que gestionar, comprar, almacenar, reemplazar o decidir sobre más cosas limita y reduce nuestro tiempo de manera considerable.

Como bien dijo Antoine de Saint-Exupéry en *El Principito,* «Lo esencial es invisible a los ojos». No necesitamos prácticamente nada para ser felices; por eso, hacer una selección objetiva de qué necesitas y qué quieres almacenar nos dejará mucho tiempo para nosotras mismas.

Crecimiento: introspección/autoconocimiento/emociones/empoderamiento.

Como hemos tratado a lo largo del libro, como si de la rueda de la felicidad o de la vida se tratara, la introspección nos lleva al autoconocimiento y a la verdad y la esencia de una misma, a la gestión de las emociones que controlan nuestro ser, fortalece nuestras capacidades y nos da la confianza suficiente en nosotras mismas para crear esa vida que merecemos vivir.

Una de las herramientas más importantes para la introspección y el autocuidado es la escritura. Cuando escribimos, tomamos consciencia de lo que nos ocurre, lo que sentimos y lo que pensamos. Tomamos también perspectiva y distancia y se nos hace más sencillo valorar las situaciones y tomar decisiones.

Otras formas de explorar el autocuidado emocional son la creatividad, la lectura, la música y cualquier otra expresión artística.

2. ESPIRITUAL – SIENTE Y CREE

El autocuidado espiritual es el que nos ayuda a conectar lo esencial de todas nuestras esferas (física, emocional y mental), desde una zona etérea y profunda en nuestro interior.

Paz física y mental: meditación/relajación.

Meditar en cualquiera de sus formas nos ayuda a detener mente y cuerpo. Cuando comencé a meditar, no sabía que lo estaba haciendo. Normalmente, soy de las personas que conversa consigo misma sin parar.

Meditar es todo lo contrario y, por eso, cuando le pude poner nombre, me di cuenta de cuánto bien me hacía. Meditar me da paz, calma, siento que todo se equilibra. Me hace conectar con mi yo más profundo. Con la meditación desarrollas el control de tu mente y aumentas tu desarrollo personal y la consciencia.

Cualquier persona puede meditar e incluso puede que, como me pasó a mí, ya lo haga y no lo sepa. Ahora está de moda, pero la meditación lleva practicándose miles de años aunque con otros fines. Actualmente solemos meditar para relajarnos y reducir el nivel de estrés, en definitiva, para mejorar nuestra calidad de vida.

Me gustaría destacar la meditación de atención plena, con la que se alcanza una mayor consciencia y una mayor atención al momento presente, sin pensar en nada más que en tu respiración.

Al meditar debemos evitar llamar a los pensamientos, intentar vaciar la mente; si no lo logramos, los observamos y los dejamos ir, sin juzgarlos y sin sentirnos mal por ello. Otras formas de explorar el autocuidado espiritual son a través de la práctica de la reflexión y el uso de mantras.

3. FÍSICO – ACTÍVATE

Buenos hábitos

Alimentación saludable. Elegir de forma responsable y meditada la forma en la que nos nutrimos seleccionando qué alimentos, de qué manera y en qué momentos los incorporamos para dotar a nuestro templo, nuestro cuerpo, de todo lo que necesita para mantenerlo en las mejores condiciones de salud posibles.

Higiene postural. No sentir dolor físico es una máxima que la vida de hoy en día nos pone difícil porque solemos trabajar sentadas o permanecer muchas horas en la misma posición y nuestro cuerpo empieza a agarrotarse y limitarse. Ser consciente de tu postura corporal y hacer los movimientos necesarios para mantenerla en su forma más óptima es un ritual en sí mismo. Cuida tu postura corporal y estarás cuidando cómo te sientes.

Descanso. El descanso es el gran olvidado cuando queremos mejorar nuestra calidad de vida y nuestro autocuidado. Somos la sociedad de la productividad y descansar se considera erróneamente una pérdida de tiempo. La calidad de nuestro descanso determinará la calidad de nuestra vida y de lo bien que vayamos sumando años. Dormir un mínimo de horas cada noche y hacerlo en un lugar y de una forma adecuada debería preocuparnos tanto como para ocuparnos de hacerlo de la forma más saludable.

Durante el sueño, entre otras cosas, se refuerza nuestro sistema inmune, nuestro cerebro se limpia y resetea, se consolida nuestra memoria y el aprendizaje y se equilibran nuestro sistema hormonal y nuestro sistema nervioso. No dar la importancia que tiene al sueño y al descanso y dedicarle menos tiempo del que necesitamos puede propiciar enfermedades graves como el alzhéimer, el párkinson o la depresión.

Generalmente, se estima que deberíamos dormir ocho horas cada día. De ser así, al final de nuestra vida habríamos dormido un tercio de ella. Sin embargo, nuestro ritmo frenético nos empuja a pensar que es más importante hacer que descansar, con lo que vamos reduciendo nuestro tiempo de descanso sin ser conscientes de lo que eso puede suponernos a medio o largo plazo.

Cuando hemos descansado suficiente y lo hacemos correctamente (en un lugar oscuro, tranquilo, en silencio y de temperatura agradable), nos despertamos de mejor humor, con más energía y con la mente más clara para afrontar el día. Por lo que te recomiendo que el descanso se convierta en algo innegociable y procures acostarte todos los días a la misma hora. Porque tu día no comienza por la mañana cuando te levantas, el día comienza cuando te acuestas cada noche.

Te animo a que, junto a tu familia, determines una hora tope a modo de toque de queda, que os alertará de que es el momento de bajar el ritmo y prepararos para descansar.

Una recomendación más es que, durante una semana, cumpláis a rajatabla con esta hora límite y anotes en tu agenda o en tu libreta qué tareas se han quedado pendientes. Esto te permitirá, con ánimo de mejora, ver los flecos que no has conseguido encajar a lo largo del día y revisar tu organización para optimizarla.

Aire libre. Por otro lado, y muy relacionado con nuestro bienestar físico y mental, se ha demostrado que la naturaleza y pasar tiempo en ella puede ayudarnos a revertir o mejorar nuestros estados de estrés y ansiedad. Un simple paseo, hacer respiraciones conscientes, estar en silencio o prestar atención a los sonidos de la naturaleza son rituales sencillos de autocuidado que pueden tener un efecto muy positivo en nuestra salud mental.

Actividad física. El ejercicio físico es importante y tiene efectos positivos en nuestra calidad de vida y en nuestra salud mental y física, mejora incluso la reserva cognitiva y, por tanto, nuestra memoria cuando pasen los años. Con el movimiento y el deporte te sientes bien contigo misma y eso hace que tu motivación crezca. Cuando empezamos a practicar ejercicio, si aún no lo tenemos integrado como hábito, necesitaremos reforzar nuestra fuerza de voluntad y convertir el deporte en una prioridad.

Cuidados y revisiones

Simplemente no te dejes. El autocuidado es agendar las revisiones necesarias para tu cuerpo y tu mente, porque tu vida va en ello. Tan importante es tratar un esguince como un dolor de cabeza, un duelo o una pena inmensa. Da la importancia necesaria a cada molestia, incomodidad o incertidumbre que sientas.

Cuidarte por fuera es quizá el primer paso y el más sencillo. Es un círculo que se retroalimenta en el que, si no te duchas, te ves mal, te sientes mal y, si estás mal, para qué vas a salir a la calle. Necesitamos vernos bien para sentirnos bien. Y, si nos sentimos bien, nos veremos bien.

4. SOCIAL – FLUYE

Relaciones/vínculos

Las relaciones sociales son fundamentales a la hora de desarrollarnos como personas y crecer. Es necesario tener una red social (física, humana y palpable) donde podamos sentirnos apoyadas y desarrollemos el sentimiento de pertenencia y, lo más importante, podamos ser nosotras mismas sin necesidad de fingir o impostar nada.

Necesitamos relacionarnos para crear vínculos. Necesitamos relacionarnos para disfrutar de otra manera, fluir y reír. La risa mejora nuestra salud, nos aleja de la muerte, y no nos reímos suficiente. Además de reforzar el sistema inmunitario, la risa elimina la tristeza y nos ayuda a resolver problemas y eliminar pensamientos negativos. Debemos reír más y hacerlo cada día.

Formación

Formarte puede ser ampliar estudios sobre tu profesión o investigar otros terrenos que siempre han tenido interés para ti o que recientemente te han provocado curiosidad. Puedes formarte de forma oficial o aprendiendo sobre temas que desconoces usando distintos medios como mentorías, cursos, pódcast de crecimiento personal, de divulgación o de temáticas concretas, a través de libros especializados o clases magistrales.

6.2 QUIERO EMPEZAR

Bien, ya has tomado una decisión y has pensado las palabras mágicas: «Hoy voy a dedicarme tiempo, voy a cuidar de mí». Lo difícil es ponerlo en práctica y repetirlo cada día, pero no hay que adelantarse ni agobiarse por lo que aún no ha pasado.

Te propongo que desde hoy (o mañana cuando te levantes), por fin y de forma definitiva, decidas cuidarte y empieces por cuestionar cada paso que has dado hasta hoy en tu rutina diaria y que no te ha aportado el bienestar y el autocuidado que necesitas.

- ¿Me estoy levantando a la hora que necesito?
- ¿He descansado bien?
- ¿La almohada, el colchón y las sábanas son las que necesito?
- ¿Duermo bien a oscuras o prefiero un poco de luz?

- ¿Necesito silencio? ¿Lo tengo?
- ¿Qué es lo primero que hago al levantarme?
- ¿Me levanto con ánimo?
- ¿Qué me motiva? ¿Qué me desanima?
- ¿Miro el móvil? ¿Con qué fin? ¿Me aporta algo o me distrae?
- ¿Tengo hambre cuando desayuno? ¿Qué desayuno? ¿Realmente me gusta?
- ¿Mi rutina en el baño es suficiente?
- ¿Tengo tiempo para estirar?
- ¿Doy los buenos días? ¿Doy besos? ¿Me despido con amor?
- ¿Qué me pongo? ¿Por qué me lo pongo? ¿Me sienta bien? ¿Me apetece? ¿Me representa?
- ¿Con qué me sentiría más cómoda?
- ¿Qué o quién me sube el ánimo por las mañanas?
- ¿Voy demasiado deprisa?
- ¿Va todo demasiado deprisa?
- ¿Puedo ir andando al trabajo? ¿Puedo aprovechar el camino?

Y así infinitas preguntas a lo largo del día que, como reitero, sería interesante pensar y anotar, aunque hacerlo sobre la marcha y cuestionar cada acción es un gran ejercicio para empezar a tomar decisiones alineadas con nuestras necesidades y nuestro autocuidado.

Y, al llegar a casa por la noche, seguiríamos con las preguntas.

- ¿Estoy cansada? ¿He descansado?
- ¿Me gusta cómo ha transcurrido el día? ¿Hay algo que me haya incomodado? ¿Algo que me gustaría cambiar?
- ¿Mi casa me da paz? ¿Tengo demasiadas cosas que hacer al llegar?
- ¿Sé qué voy a cenar? ¿Me apetece? ¿Lo disfruto?
- ¿Qué voy a hacer para relajarme? ¿Es lo que más me apetece?
- ¿A qué hora me voy a acostar? ¿Es suficiente para descansar?
- ¿Leo antes de dormir? ¿O mirar el móvil será lo último que haga? ¿Es necesario?

Responder a todas y cada una de estas preguntas no es complicado, lo difícil es querer hacer los cambios necesarios que supongan mejoras en nuestra vida, porque nos asusta todo aquello que no conocemos o no hemos experimentado. **Voy a lograrlo, voy a convertirlo en un objetivo SMART.**

Repite conmigo: «Mi nueva vida comienza hoy, yo tengo el poder de cambiar todo. Yo puedo tomar todas las decisiones que me acerquen a la vida que quiero. Yo deseo una vida mejor, tiempo para mí y para los míos. Deseo ser feliz y me desharé de todo aquello que no me aporte o no me ayude a vivir una vida plena y en paz».

Por favor, escríbelo. Tal cual o con tus palabras. Escribirlo será el primer paso y una declaración de intenciones contigo misma.

Utiliza tu libreta de **Introspección**. Percibe esa emoción de un nuevo comienzo, abraza esas sensaciones y escríbelo, es muy poderoso. Anota en una hoja en blanco lo que quieres cambiar de tu vida (dependa de ti o no). Elige cuál o cuáles son tus objetivos.

- **Quiero alimentarme mejor.**
- **Quiero verme mejor.**
- **Quiero dejar de usar tanto el móvil.**
- **Quiero leer más.**
- **Quiero ganar más por el trabajo que hago.**
- **Quiero dedicarme tiempo y sentirme bien con ello.**
- **Quiero dejar de fumar.**
- ...

En el momento en que empiezo a hacerme consciente de mi realidad y responsable de que puedo cambiar aquellas cosas que quiero y que sé que me harán sentir mejor, dejará de haber lugar para las quejas y la culpabilidad. Dar pequeños pasos, casi imperceptibles, hacia esas metas nos hará sentir capaces y cada día los pasos serán más firmes, largos y seguros. Y el autocuidado será la herramienta para cumplir contigo y no fallarte jamás.

Este ejercicio te hará consciente de qué hay que cambiar y podremos empezar a pensar cómo hacerlo.

Empieza a darle forma al objetivo que has elegido y sigue estas recomendaciones infalibles para lograr lo que te propones, porque cumplir con un objetivo es demostrarte que puedes hacerlo. Porque dar pasos es lo único que te acerca a conseguirlo.

Así que manos a la obra:

- **Piensa una meta y un plazo. Objetivo SMART, por sus siglas en inglés:**

  S es Específico

  M es Medible

  A es Alcanzable

  R es Realista

  T es Temporal (en un año)

- **Ponle un nombre.**
- **Piensa y escribe el PARA QUÉ.**
- **Plantéate un objetivo diario sencillo, pero que te acerque a la meta. Sobre todo, que sea asumible. ¿Cuánto tiempo o cuántos días me puedo comprometer?**
- **Sé constante. Cada día irás haciendo el camino. Y la constancia como hábito acabará siendo llevadera.**

- Anota en tu libreta los minipasos que darás cada día.
- Plasma en tu agenda ese tiempo que te has comprometido. Anótalo y bloquéalo.
- Cuéntaselo a tu pareja o a tu mejor amiga.
- Busca un tándem. En tu entorno o en tus amistades o en personas que conozcas por redes sociales, seguro que hay alguien con el mismo objetivo que tú. Contar con esa persona para avanzar con ella hará todo un poco más sencillo y muy enriquecedor.
- Crea un grupo «Compromiso/Autocuidado». Sí, a mí me ha sido muy útil crear un grupo de WhatsApp específico donde poder charlar sobre esto.
- Focaliza por el momento en un único objetivo.
- Escribe cómo comienzas y revisa tus avances cada una o dos semanas.
- Mantente motivada: argumenta los motivos por los que quieres seguir, incluso anota otros nuevos. Haz lo posible por tener tu objetivo presente en tu día a día. Y póntelo fácil.
- Escribe cómo te sientes justo al terminar tu hito diario.
- Añade tiempo, días, dificultad.

Todos estos consejos son **infalibles.** El único requisito para que no dejen de serlo es que te apliques cada uno de los pasos y los adaptes a ti si es necesario, sin excusas.

Las excusas nos anulan y nos retienen en este punto de insatisfacción en el que nos encontramos y del que queremos salir. El «Tú puedes» ha hecho mucho daño, porque no todas podemos lograr todo lo que consiguen los demás. Yo siempre repito que lo que sí puedes hacer es ponerte a caminar. Y en el trayecto encontrarás y descubrirás cosas increíbles, de ti, de tu vida, de tus capacidades, de las personas que te rodean e incluso de tus límites y tus gustos.

No te subestimes. Cada vez que dices «No puedo», estás cerrando una puerta a nuevos aprendizajes. Siempre hay tiempo y margen para el no, y será cuando tú quieras, pero no tiene sentido que te rindas antes de empezar, que digas no a algo sin ni siquiera haberlo probado ni que des por hecho que sea cual sea el reto que tienes por delante no podrás. La actitud derrotista es agotadora y no te representa. Porque, como yo, tú un día quisiste comerte el mundo y las circunstancias fueron otras, pero eres esa persona poderosa que puede tomar ahora todas las decisiones que quiera para vivir la vida que realmente merece y ser feliz. Porque hemos venido a ser felices, a compartir y a repartir felicidad; incluso cuando pasamos momentos difíciles, la felicidad, el bienestar y plenitud que un día sentimos nos ayuda a continuar, y eso es sencillamente el autocuidado. Y por eso, la vida sigue fluyendo.

CAPÍTULO 7

Rituales

Dentro de un año desearás haber comenzado hoy. O no, porque vas a comenzar ahora. Ya lo has decidido y ahora, por fin, vas a disfrutarlo. **La tercera *D* de mi filosofía de autocuidado es disfrutar.** Decide, diseña y disfruta.

Si quieres cambios, tienes que hacerlos; si quieres mejorar, algo tienes que modificar. Si quieres sentirte diferente, tendrás que moverte de ese lugar en el que te encuentras. Hoy lo tienes todo para comenzar un nuevo capítulo de tu vida, suena grande, pero es así.

Antes de llegar a los rituales, quiero proponerte un juego o, más bien, un test que te hará oxigenarte y ver cómo eres realmente. Se llama **el test de la persona que soy (hoy).** A continuación, encontrarás distintas situaciones y dos opciones aparentemente opuestas. Podría haber muchas más, pero esto será el comienzo. Pon la fecha en la que comienzas a contestar y marca tu respuesta. Sigue adelante y déjalo reposar.

Importante: **¡no te juzgues!**

- **Cuando me encuentro con vecinos:**

a) Suelo saludar muy amablemente.

b) Preferiría no toparme con ninguno.

- **Cuando me proponen un plan inesperado:**

  a) Digo sí, me apunto a todo.

  b) Uf, me da pereza sólo de pensarlo.

- **Si puedo elegir:**

  a) Prefiero estar sola.

  b) Siempre acompañada.

- **Cuando me levanto por las mañanas:**

  a) Soy toda energía y felicidad.

  b) Mejor no me hables.

- **Ante un problema ajeno:**

  a) Me importa bien poco.

  b) Sufro con los demás.

- **Si puedo hacer algo por alguien:**

  a) Lo hago sin dudar.

  b) Siempre pienso si me compensa.

- **Normalmente me siento:**

  a) Bien.

  b) Sin ánimos para nada.

- **Cuando he estado o estoy en pareja:**

  a) Siento que doy más.

  b) Ha sido todo mutuo y equilibrado.

- **Cuando conozco a alguien:**

  a) Me abro enseguida.

  b) Me cuesta mostrar simpatía.

- **Siento que:**

  a) Tengo o voy a tener la vida que merezco.

  b) No merezco todo lo que he pasado.

- **Al pedir la cuenta:**

  a) Se paga sea lo que sea (o toque lo que toque).

  b) Compruebo que es correcta.

Este test, con distintas situaciones de la vida cotidiana, te hará reflexionar y replantearte si esas acciones te representan y, si es así, cómo te ves a ti misma y cómo te gusta actuar y sentir. Por ejemplo, quizá has optado por no saludar a tus vecinos porque un día uno de ellos no te contestó cuando le dijiste hola. Quizá, y sólo quizá, no te escuchó. Quizá, y sólo quizá, el resto de los vecinos no se comporten igual y tú los has metido casi sin darte cuenta en el mismo saco. Cuando intentas evitar a tus vecinos o simplemente te agobias al pensar en ello, estás transformando la llegada a casa en un momento desagradable o estresante, cuando en realidad debería ser un momento sosegado. Si te das una nueva oportunidad para actuar de manera diferente, al menos probarlo, puede que detrás de un "hola" encuentres una sonrisa.

Tu forma de actuar viene determinada por tu forma de ser y por las circunstancias que has vivido en un momento puntual, hechos que han sido interpretados por tu percepción de ese momento y que siempre recordarás bajo ese prisma. Pensar en cómo te sale actuar de manera natural te llevará a darte cuenta de que quizá quieres hacer las cosas de otra manera.

7.1 PLAN DE AUTOCUIDADO DE 21 DÍAS

Después de todo lo que has leído, reflexionado y aprendido, éste es el momento de pasar a la acción. Éste es el plan diseñado para que integres en tu vida el sentirte bien cada día, conociéndote a ti misma, explorando tus necesidades y disfrutando de tiempo para ti con rituales sencillos.

Después de cinco ediciones de mi reto «Me quiero, me cuido y me ordeno», sé muy bien qué se necesita para que integres el autocuidado en tu vida de una vez por todas. Un plan de acción que no deje lugar a la indecisión y a la procrastinación. Un plan que te guíe sobre qué hacer y cuándo hacerlo. Porque sólo probándolo y repitiéndolo cada día durante 21 días adquirirás la consciencia de lo necesario que es el hábito y el compromiso contigo misma. Este reto lo haremos juntas antes de que comiences a volar por ti sola.

A continuación, encontrarás 21 rituales esenciales de autocuidado que he elegido para ti, para que realices uno cada día. A veces son tan sencillos que pensarás que por qué no los has hecho antes o te hará falta repetirlos para comprobar por ti misma lo útiles y transformadores que son. Al final del libro también encontrarás muchos más —hasta 90 en total— para que elijas el que más necesites o te encaje en ese momento.

Muchos de los rituales son acumulativos, por lo que junto al ritual que te toque hoy, puedes hacer el de ayer si te encaja y te apetece.

Los rituales son acciones específicas para conectar con nosotras mismas, con nuestras necesidades y con aquello que nos hace sentir bien en nuestra vida, también para analizar qué no queremos y cómo podemos cambiar o ahondar en ello para transformarlo en lo que sí queremos vivir.

Como te decía, voy a contarte el plan y sólo necesito tu compromiso para llevarlo a cabo unos minutos cada día desde hoy mismo hasta dentro de 21 días. No me puedes decir que no. (En realidad, sí puedes, tú mandas, pero querías dedicarte tiempo, ¿verdad?) Tu compromiso incluye reservar en tu agenda unos 10 o 20 minutos al día.

Como parte de la motivación que estoy dispuesta a darte, puedes unirte a mi canal de Telegram (en mi perfil de Instagram), en el que encontrarás una bonita comunidad donde compartimos esos momentos de autocuidado diario que tan bien nos sientan y vamos integrando en nuestra rutina.

Con un *planner* podrás ver distintas formas de integrar tu autocuidado, que deberá adaptarse a tu vida, pero ocupando un hueco realista y asumible. Marca tus horarios de trabajo y construye desde ahí todo lo demás.

Por ejemplo, si descansas bien y entras a las diez de la mañana a trabajar, podrás adelantar tu alarma unos minutos, reorganizar tu rutina matutina para hacerla más sólida y reservar 30 minutos de autocuidado de lunes a viernes, pudiendo dedicar una hora completa a las nueve los fines de semana.

Si tu hora libre es más bien a las cuatro de la tarde, pero no todos los días de la semana, el resto de los días preferirás sacar unos minutos levantándote antes los martes y jueves. Si tu momento de autocuidado, siendo realista, es más factible antes de acostarte, cuando haya silencio y calma, sobre las once de la noche, sitúalo a las diez de la mañana los sábados y domingos.

Sé realista, sé flexible, muéstrate abierta a los cambios y prescinde de todo lo que no sea prioritario para encontrar tu momento diario de autocuidado. Y, con vista a toda la semana, ve día a día, reafirmando lo bien que te sienta y cómo lo logras. (Si uno o varios días no llegas, **no pasa nada,** los minutos que te has dedicado están sumando y lo seguirán haciendo cada día que lo logres.)

En este *planner*, que estará completo con lo que ya ocupa tu vida actualmente, marca de un color diferente el horario en el que *a priori* podrás y te comprometes a dedicar a tu autocuidado. **Es superrecomendable que trates de empezar tu día y terminarlo con tiempo en exclusiva para ti. Por lo que te animo a que, si descansas bien, adelantes tu alarma apenas 10 minutos.** Te aseguro que, una vez cojas el hábito, tu cuerpo y tu mente te lo van a pedir y vas a descansar mejor. Podrán ser 5, 10 o 30 minutos. Lo que puedas agendar, agendado queda. Una vez lo hayas hecho, tendrá la misma importancia que tu horario de trabajo y otros compromisos con los que siempre cumples, por lo que es importante que quienes convivan contigo sean conscientes de ello y se tomen tan en serio como tú que estos minutos diarios son para ti y estás haciendo algo importante.

Bien, ya tienes el hueco; ahora necesitas llenarlo con un ritual que encaje en cada día.

Deja tu libro siempre a mano y prueba qué es lo que mejor te funciona, si mirar el ritual cada noche antes de acostarte o que sea lo primero que hagas cuando abras los ojos. E insértalo en tu rutina como un pequeño hábito que va a preceder al ritual que vas a implementar.

Hay rituales que será mejor hacer por la mañana, otros que será más útil dejar para el final del día y otros que tendrás que agendar para ubicarlos entre la multitud de obligaciones y tareas que ya tienes en tu día a día. Que nada te desanime. **Hacerlo un día es mejor que ninguno.**

Cada mañana, cada tarde o cada noche que te dispongas a comenzar tu ritual, léelo, entiéndelo, interiorízalo, ejecútalo y disfrútalo. Hazlo estando concentrada, relajada y sin distracciones. Evádete en la medida de lo posible y quédate con lo que estás sintiendo. Reserva un minuto final para escribirlo en tu libreta o compartirlo conmigo. Así serás incluso más consciente.

Recapitulamos y aplicamos las tres *D*: decide, diseña y disfruta:

> **Decide:** ya sabes el tiempo de que dispones esta semana. Ya sabes en qué momento del día.
>
> **Diseña:** si algo falla, recalculas y reagendas. Ya sabes por dónde empezar, porque has leído los rituales.
>
> **Disfruta:** a por el ritual del día 1 (y 20 más).

Ya tienes todo lo necesario, así que prepara tu cuaderno porque empezamos.

7.2 RITUALES DEL PLAN DE AUTOCUIDADO DE 21 DÍAS

DÍA 1. RITUAL DE ACOSTARSE TEMPRANO

Duración: sólo 5 minutos.
Periodicidad: es recomendable que sea todas las noches.
Cuándo: cuando termines tus tareas prioritarias.
Qué necesito: no tener distracciones, quizá libreta y lápiz.

Para vivir hay que dedicar el tiempo suficiente a descansar cada día. Sólo así podremos afrontar la jornada y la vida con energía, efectividad y claridad. Por eso, te animo a que tu primer ritual de autocuidado sea éste. Adelanta sin excusa la hora en la que te vas a dormir.

Si hay alguna tarea inaplazable que te impida conciliar el sueño y alcanzar la paz necesaria para desconectar cuerpo y mente, que no sea una excusa para no acostarte temprano. Te sugiero que hagas una pequeña lista, todas esas cosas pueden esperar a mañana. Y lo que no, hazlo cuanto antes: no hay motivo para postergar más la hora en la que decides acostarte para cuidarte y empezar a mimarte como te mereces.

No olvides anotar la hora en la que te has ido a dormir y por la mañana valora si ha sido suficiente y cuán descansada te levantas.

DÍA 2. RITUAL DE ESTIRAMIENTOS

Duración: sólo 5 minutos.
Periodicidad: todas las mañanas.
Cuándo: al despertar.
Qué necesito: no tener distracciones.

Con los ojos cerrados, de pie o en el borde de tu cama, estira bien tu espalda alargándola de punta a punta. Imagínala en tu cabeza y recórrela con tu mente asegurándote de que está bien erguida. Siente que te tiran de la nuca, relaja los hombros y siente cómo el aire llena tus pulmones ensanchando tus costillas. Respira profundamente tres veces y levanta los brazos hacia arriba con un movimiento lento y relajado y con las palmas bien abiertas intentando tocar el techo. Mantén la postura unos segundos, baja los brazos y haz círculos con los hombros hacia atrás cinco veces. Ya estás lista para salir de la cama.

DÍA 3.
RITUAL DEL SILENCIO

Duración: unos 10 minutos.
Periodicidad: todos los días.
Cuándo: lo ideal, al despertar.
Qué necesito: no tener distracciones.

Sabrás que vivimos rodeadas de ruido y, por tanto, de distracciones. Te animo a que alargues la paz y la calma adquiridas durante el sueño, silencies tu mente y evites hablar al comienzo de tu día en la medida de lo posible, aplazando y, por tanto, evitando aquellos pensamientos que te alteren o simplemente te hagan ponerte en marcha antes de lo que tenías previsto. Sólo 10 minutos de silencio pueden conseguir conectarte con lo importante y mantenerte tranquila el resto del día para afrontar lo que ocurra con menos estrés.

DÍA 4.
RITUAL DE LA CAMA

Duración: entre 5 y 20 minutos.
Periodicidad: lo ideal, todos los días o, como mínimo, los días de descanso.
Qué necesito: una cama.

Tu vida es lo que eliges hacer cada día, no lo que crees que vivirás mañana, y a veces lo más sencillo que puedes hacer hoy es lo que más calma y bienestar te proporciona. Así que hoy haremos varias acciones que nos hacen conectar con nosotras mismas y nuestra paz interior.

- Por la mañana, sacude y estira tus sábanas, permite que se aireen, abre tu ventana completamente, contempla el exterior y respira profundamente tres veces. Hazlo despacio, no tengas prisa.
- Escucha los sonidos con atención, puede ser la brisa, los pájaros, la gente…
- Deja pasar unos minutos en silencio.
- Haz tu cama y acomoda los cojines si tienes. Antes de dejar tu habitación, observa el orden que se refleja en ella y cómo cambia tu actitud al ver una cama recién hecha.

DÍA 5.
RITUAL DEL DESAYUNO

Duración: entre 5 y 20 minutos.
Periodicidad: lo ideal todos los días y, como mínimo, los días de descanso.
Cuándo: por la mañana.
Qué necesito: pensar en qué alimentos lleva tu desayuno ideal.

Hoy vas a prepararte el mejor desayuno que has tomado en mucho tiempo, con mucho amor.

Tanto si desayunas en casa como si lo haces fuera, lo ideal es que dediques unos minutos a pensar qué quieres comer (qué te pide tu cuerpo y qué te apetece) y te tomes el tiempo de prepararlo con mimo, como si fueras a una cafetería, pero con la diferencia de que lo haces para ti misma.

Tomarte el tiempo necesario te asegura que comenzarás el día con aquello que has decidido. No encontrar el hueco para desayunar e improvisar el desayuno limita la calidad del tiempo que nos tomamos para ello y de los alimentos que comemos.

Si tomas fruta, córtala y colócala en tu plato. Si tomas café o un té, que sea en la taza que más te gusta; si tomas pan, prepáralo de antemano. Intenta que esté todo a tu disposición sobre la mesa para que cuando te sientes puedas sentir por un momento como si estuvieras en un hotel y tú fueras su mejor huésped.

Si no desayunas en casa, no te saltes este ritual, haz lo mismo y llévalo preparado para que, cuando decidas tomarlo, puedas disfrutar de tu rico desayuno.

DÍA 6.
RITUAL DE PRIORIZAR Y AGENDAR

Duración: todo el día.
Periodicidad: todos los días.
Cuándo: la noche anterior o a primera hora por la mañana
Qué necesito: tu agenda. Si no tienes, una libreta o *planner*.

En tu agenda, recopila todas las cosas que quieres o tienes que hacer en tu lista. Y destaca las tres cosas más importantes, que sean prioritarias y que no puedas delegar ni quieras ni debas postergar.

Puede que hoy no tengas nada demasiado importante y sólo se te ocurran dos cosas; en ese caso, necesitas una tercera que, aunque no sea muy importante, sí que te vendrá bien tener hecha. Puede que, por el contrario, tengas demasiados frentes que atender y demasiadas cosas que hacer.

Como llegar a todo en un día es prácticamente imposible, trata de descartar lo que no sea fundamental para hoy, hasta llegar a tres cosas importantes que sí harás.

Si no sabes cómo empezar, haz una lista de todo lo que tienes pendiente sin hacer ni agendar. Después categorízalo (casa, trabajo, familia, proyecto A, proyecto B...), agrupa aquellas tareas que sean similares (llamadas, mandar e-mails, recados...) e intenta ordenarlas por la importancia que tienen o el orden en el que han de hacerse.

Decide qué harás y determina —paso fundamental— qué franja del día dedicarás a cada una de las tres prioridades. Sé realista. Las acciones que llevarás a cabo tienen que ser asumibles dentro de tu agenda, si no, no tendrá sentido. Por lo que tendrás que recalcular y ponerte metas más pequeñas, pero que podrás abarcar seguro.

Y, así, cada día irás avanzando en lo que es importante para ti, lo harás con el tiempo que tienes, dándote cuenta de que, si necesitas más tiempo o avanzar más rápido en alguna de ellas, tendrás que priorizar. Y priorizar es autocuidado.

DÍA 7.
RITUAL DE AYUNO DÉTOX DIGITAL 16/8

Duración: todo el día.
Periodicidad: al menos un día a la semana o incluso más.
Cuándo: la víspera tendrás que decidir que lo harás.
Qué necesito: revisar tu rutina diaria y seguir las pautas que te marques para que se ajusten con tu día.

Este détox es similar a las pautas que se siguen en el ayuno intermitente: usas el móvil durante 8 horas seguidas y durante las siguientes 16 horas desconectas, siendo consciente de que te está sentando bien.

Has usado el móvil todo lo necesario y es hora de desconectar. Decide las 8 horas seguidas en las que más falta te hará el teléfono y comprométete a olvidarte de él el resto de la jornada.

Consejo: Aprovecha para desactivar notificaciones y ponlo en modo silencio o modo avión.

Si 8 horas seguidas resulta demasiado, adapta este ritual para ti, siempre que consigas comprometerte a estar conectada como máximo 8 horas al día, usándolo sólo en las franjas que decidas, por lo que puedes habilitarte franjas más pequeñas de 2, 3 o 4 horas seguidas.

No te levantes ni te acuestes con el móvil, es más, déjalo fuera de tu habitación.

DÍA 8.
RITUAL «ACTÍVATE»

Duración: de 5 a 30 minutos.
Periodicidad: casi todos los días, siempre que te sea posible.
Cuándo: cuando mejor te venga.
Qué necesito: ropa cómoda y ganas de dar lo máximo.

Este ritual es toda una declaración de intenciones. Tu cuerpo necesita moverse y sentirse vivo y útil. No hemos sido creadas para pasarnos el 80 por ciento del tiempo sentadas en la oficina o tumbadas en el sofá y tampoco para caminar sólo en casa por más que logremos alcanzar los 10.000 pasos recomendados. Hay que darle más caña al cuerpo, que es tan importante como nuestra cabeza. Siente tu cuerpo, cada músculo, cada articulación y dale aquello que necesita. Simplemente, muévete. Si no lo haces, comienza. Si ya lo mueves, intensifícalo.

Tu cuerpo es tu templo, un lugar esculpido a base de muchos aprendizajes. Alarga tu vida dándole aquello para lo que está preparado: movimiento.

Te doy varias alternativas para que lleves a cabo la que más te apetezca hoy:

- Baila una coreografía de Beyoncé o Jennifer Lopez.
- Anda todo lo que puedas y a buen ritmo.
- Sube y baja las escaleras de tu casa varias veces. Tus piernas y tu estado de ánimo te lo van a agradecer. Destierra hoy y casi siempre el ascensor.

DÍA 9.
RITUAL PARA NOSOTROS

Duración: entre 5 y 20 minutos.
Periodicidad: lo ideal, una vez a la semana.
Cuándo: por la noche, una vez finalizadas las rutinas y obligaciones.
Qué necesito: no tener distracciones, ni otras personas, ni televisión ni móvil.

Este ritual promueve la conexión con esa persona que vive contigo (o no) y que es importante para ti. Consiste en haceros preguntas para conoceros mejor y saber sobre la vida del otro, aunque *a priori* pienses que ya lo sabes todo. Porque si todo en nosotras cambia constantemente, en los demás también puede ocurrir lo mismo. Este ritual también es válido con niños.

Empieza por una pregunta sencilla: ¿cuál es tu color favorito?, ¿y tu película? Id aumentando la intensidad de las preguntas que incluso os permitan rememorar momentos agradables: una escapada, un viaje, un día especial… ¡Disfrutad!

DÍA 10.
RITUAL DE ESCRITURA TERAPÉUTICA

Duración: entre 5 y 15 minutos.
Periodicidad: todos los días o todas las noches.
Cuándo: cuando sientas que tienes un momento tranquilo para escribir, lo ideal es al comienzo o al final del día.
Qué necesito: tu libreta de Introspección o un diario.

Escribe hoy en tu cuaderno cómo te sientes, cómo ha sido tu día o cómo esperas que sea. Desarrolla con tus propias palabras cada pensamiento y saca todo aquello que te hace sentir pequeña, perdida o indecisa. No te juzgues, sólo escribe. Simplemente dedica unos minutos cada día y comprobarás cómo logras más paz mental y claridad, porque has podido ir ordenando tus pensamientos y emociones. Déjate fluir y comienza ahora.

Si no tienes esta costumbre, quizá te cueste arrancar. Comienza poniendo la fecha y escribe cómo te sientes con más de cinco palabras. El resto, a medida que pasen los días, irá fluyendo.

DÍA 11.
RITUAL «AMO MI PARTE CONFLICTIVA»

Duración: entre 5 y 10 minutos.
Periodicidad: al principio, una vez a la semana, para luego espaciarlo en el tiempo.
Cuándo: en los minutos previos a la ducha.
Qué necesito: un espejo.

Seguro que tienes identificada una parte de tu cuerpo que no te gusta, que incluso detestas, que te gustaría que fuera diferente. Visualízala en tu mente (a veces distorsionamos o exageramos la realidad) y mírala frente al espejo.

Piensa en tres cosas buenas de esa parte conflictiva. Las hay. Piensa en tres formas de sentirte mejor con ella. Ahora, mírate en conjunto y en todo tu esplendor. Esa parte que te incomoda es sólo una zona más que, junto a lo demás, forman la preciosa persona que eres.

Te ayudo con un ejemplo propio: «Nunca me han gustado mis muslos gorditos, pero he comprendido que siempre lo serán y me prefiero así. Porque más allá de su tamaño, son funcionales, me llevan adonde quiero y, si me apetece, puedo tonificarlos. Trabajar en mí, cambien o no mis muslos, es lo que me va a hacer sentirme mejor con lo que tengo y con lo que soy».

Te animo a que lo intentes y te quedes con esa parte buena que siempre hay en todo.

DÍA 12.
RITUAL DE AUTOCUIDADO EN LA DUCHA

Duración: unos 20 minutos.
Periodicidad: al menos una vez a la semana.
Cuándo: cuando te apetezca y mejor te venga.
Qué necesito: tu baño.

Para llevar a cabo este ritual, necesitas reservar el cuarto de baño sólo para ti durante al menos 20 minutos, donde, si es posible, vas a cerrar la puerta y disfrutar de una ducha en silencio y lo más relajada posible.

Elige una música que te permita crear ese ambiente que necesitas, te sugiero Adele o Moby, y déjate llevar siendo consciente del momento que te estás dedicando.

Elige la temperatura del agua. Enjabónate despacio, siente el agua caer sobre ti y centra tu atención en el olor y los sonidos que te rodean.

Cuando salgas de la ducha, hazlo despacio y sécate con mimo. Mereces cada uno de estos minutos que te has dedicado, no tengas prisa por salir del baño.

DÍA 13.
RITUAL DEL ABRAZO

Duración: menos de 5 minutos.
Periodicidad: todos los días.
Cuándo: en cualquier momento.
Qué necesito: lo ideal, a una persona querida, pero también puedes hacerlo sola.

¿Sabes que la energía que se intercambia en un abrazo no se puede sustituir ni fingir? Tanto si hay mucho amor como si no, la temperatura de un abrazo es siempre auténtica. Y si hay cariño, siempre es sanador.

Como reto personal, te animo a que instaures esta costumbre contigo misma y con cada miembro amado de tu familia. Un abrazo cada día, de ésos que te recomponen.

Es cierto que pasan los días y no caemos muchas veces en lo importante y reconfortante que es un abrazo. Parece que nos cuesta interrumpir nuestros quehaceres para sacar ese tiempo. El ritual de hoy consiste en acumular la energía de cada abrazo. Dedicarnos ese minuto que dura a sentir cómo nuestros cuerpos se conectan y se sienten mejor al acabar.

Puedes compartir este ritual con esas personas o simplemente que se sientan sorprendidas por ti, todos los días.

Si las circunstancias te impiden abrazar a alguien algún día, no digo ninguna tontería si te animo a que cierres los ojos y te abraces bien fuerte. Tú también puedes sentir ese calor y, además, tienes ese poder para recargarte.

Abrazar y sentirse abrazado es autocuidado.

DÍA 14.
RITUAL DE EMPAPARTE DEL SOL O DE LA BRISA

Duración: unos 10 minutos.
Periodicidad: si puedes, todos los días.
Cuándo: cualquier momento del día.
Qué necesito: ropa cómoda.

Puede que éste sea el ritual más sencillo de todos. Consiste en simplemente recargarte con el sol y absorber la brisa. Como si de un caracol se tratase, sal a la terraza o da un paseo tomando el sol. Siente cómo el calorcito llega a tu cuerpo y traspasa la ropa. La vitamina D es supernecesaria para nuestro organismo y la mayor fuente es la exposición solar (siempre con protección). El sol nos pone de buen humor, nos activa y, además, nos ayuda a mantener nuestros huesos fuertes. No esperes al verano para tomar el sol, es más que recomendable hacerlo también el resto del año. Hacerlo todos los días es autocuidado.

DÍA 15. RITUAL CONTROLA TU *CASH*

Duración: unos 10 minutos.
Periodicidad: una vez a la semana o una vez al mes.
Cuándo: cualquier momento del día.
Qué necesito: tu cartera, tu hucha y una libreta de bolsillo.

Suma y separa todo el dinero que tienes en efectivo en tu cartera y en las huchas que puedas tener en casa. Aunque lo estemos ahorrando, conviene saber cuánto tenemos, si hay algún plan de ahorro y algún objetivo previsto.

- Efectivo: __€
- **¿Qué día del mes es?**
- **¿Qué suelo pagar en efectivo?** (Ese dinero hay que dejarlo aparte, puede ser en la misma cartera, pero ya tiene un destino y no se puede tocar, salvo que así lo decidamos.)
- **¿Qué me queda? ¿Qué voy a hacer con ello?**
- **¿Suelo sacar dinero del cajero? ¿Para qué?**

Es conveniente que elijas una pequeña libreta que puedas llevar siempre contigo y vayas anotando cualquier pequeño gasto, incluso si es en la panadería. De manera que siempre tengas muy presente, sin necesidad de abrir la cartera, cuánto tienes (1), en qué has gastado lo que falta (2) y en qué fecha (3).

Autocuidado es tener el control sobre todo lo que te concierne. Tu cartera y tu dinero es parte de ello.

DÍA 16. RITUAL PARA PARAR

Duración: de 3 a 5 horas.
Periodicidad: al menos una vez a la semana.
Cuándo: dependiendo de tu jornada, por la mañana o por la tarde.
Qué necesito: una mente abierta.

En tu vida frenética no paras ni un segundo, pero lo necesitas. Sigue al pie de la letra los pasos de este ritual para obligarte a parar, porque parar es necesario, te oxigena, te permite descansar y coger fuerzas porque aún queda mucho por recorrer y mucho camino por delante.

Visualiza tu semana y, como ya tendrás bien anotados tus compromisos, tareas, citas y obligaciones, vislumbra una tarde o una mañana libre donde no tengas nada anotado o, si hay algo, puedas moverlo a otro momento.

Genial, ya has visto que la tarde del viernes, por ejemplo, puedes tenerla libre de obligaciones. Maravilloso. Apunta en tu *planner* o tu agenda bien grande: **parar.**

Y ahora te preguntarás: ¿para qué?, ¿qué voy a hacer? Simplemente bajar el ritmo, la exigencia, las prisas. Desacelerar. Parar. Descansar. Déjate llevar, sin decidir ni planificar. Visualiza aquello que para ti sea placentero dentro del marco de no hacer nada específico y vívelo.

Importante: no te boicotees y no pienses que «no vas a hacer nada» o que «no he hecho nada», porque, cuando te obligas a parar, estás pensando en ti, en tu salud física, emocional y mental. Estás dándote un respiro. Piensa en lo que quieras, pero baja las revoluciones y regálate esta tarde para parar.

DÍA 17.
RITUAL DE LIMPIEZA ENERGÉTICA

Duración: unos 5 minutos.
Periodicidad: todos los días o una vez a la semana.
Cuándo: lo ideal, todas las mañanas y todas las noches. También cada cambio de estación o cada año.
Qué necesito: un palo santo y una cerilla.

Una manera sencilla de abordar el autocuidado es empezar a hacerlo con tu propia casa. Y purificar de alguna manera lo que sientes en ella y lo que ella te genera. Por eso, vamos a realizar un ritual de limpieza energética.

Para esta práctica vamos a usar palo santo. El palo santo es un árbol que crece en varios países de Sudamérica. Las tribus indígenas usaban esta madera con fines curativos y energéticos. Para que sus propiedades estén intactas, el árbol debe haber muerto y su madera tiene que ser recogida una vez esté seca, varios años después (sin talar el árbol), sólo entonces el humo que desprende al quemarse es blanco. Hazte con él en una herboristería y procede a limpiar tu hogar.

Enciende el trozo de palo santo y agítalo sin soplarlo. Mientras se va quemando, pasea por tu casa de una punta a la otra (de dentro hacia afuera) sintiendo cómo se van limpiando las energías negativas y tu nivel de estrés se regula junto a tu equilibrio emocional.

No lo apagues. Cuando termines, deposítalo en una superficie segura y deja que siga actuando. Siente cómo la energía negativa se disipa y todo se siente más ligero.

DÍA 18.
RITUAL DE LA CONVERSACIÓN DIARIA

Duración: entre 10 y 30 minutos.
Periodicidad: todos los días.
Cuándo: cuando te venga mejor.
Qué necesito: a alguien con quien puedas charlar.

Una buena conversación nos ayuda a crecer, a conocer al otro, a reconsiderar puntos de vista y nos da pie a reflexionar y abrir nuestra mente. El ritmo frenético, las nuevas tecnologías y todas las tareas que asumimos nos impiden tener una conversación en persona de una forma calmada y nutritiva. Pero tú hoy puedes cambiar eso, sólo necesitas empezar por una palabra o con una pregunta: «¿Cómo estás?».

Intercambiar impresiones, miradas y conocer más el uno del otro es muy enriquecedor, no dejemos de hacerlo, eso es autocuidado.

DÍA 19.
RITUAL DE LA RUTINA FACIAL

Duración: unos 3 minutos.
Periodicidad: todos los días.
Cuándo: al levantarte.
Qué necesito: jabón limpiador específico y crema hidratante.

El primer paso por la mañana es limpiar nuestro rostro con agua fría (o temperatura al gusto) y un jabón suave. Este paso es importante porque, aunque nos hayamos limpiado la cara antes de ir a dormir, en el transcurso de la noche nuestra piel transpira. A continuación, seca tu rostro con toquecitos con una toallita específica para la cara.

Lo ideal es que los productos que tengas en casa hayan sido recomendados por un especialista. De todas formas, nuestra piel no siempre tiene las mismas necesidades o requiere de los mismos productos, ya que puede variar por cambios hormonales o en las distintas épocas del año.

Por eso, te animo a que te acerques al espejo y te mires un minuto detenidamente. Hazte estas preguntas: ¿cómo veo mi piel?, ¿qué necesita?

DÍA 20.
RITUAL DE LECTURA NUTRITIVA

Duración: al menos 10 minutos.
Periodicidad: si puedes, todos los días.
Cuándo: cualquier momento del día, lo ideal, antes de dormir.
Qué necesito: este libro o cualquier otro que te apetezca leer.

Encontrar un momento de paz para evadirte y leer es el propósito de este ritual y, por lo que veo, ya lo estás haciendo.

Quizá ya leas a menudo o, por el contrario, te cuesta bastante comenzar y terminar cualquier libro, pero lo importante es apreciar todo lo que nos aporta emocional, intelectual e incluso físicamente, porque cuando leemos centramos nuestra atención en una sola cosa, permitiendo al cuerpo y a la mente relajarse.

Te animo a que tengas a mano siempre distintas lecturas y que escojas entre ellas en función de lo que necesitas en cada momento: evadirte, aprender, nutrirte, reflexionar, vivir otras vidas.

Simplemente disfruta, y todo aquello que te haya gustado leer, reléelo y vuelve a sentirlo.

DÍA 21. RITUAL DE AGRADECIMIENTO

Duración: al menos 10 minutos.
Periodicidad: una vez a la semana.
Cuándo: cualquier momento del día, pero lo ideal es antes de dormir.
Qué necesito: tu libreta de Introspección y un bolígrafo.

Estás a punto de alcanzar el primer hito: finalizar las 21 prácticas de autocuidado guiado. A través de estos rituales sencillos, que espero que hayan sido un bocado agradable y enriquecedor, suficiente para darte cuenta de que unos minutos al día pueden marcar la diferencia, te habrás dado cuenta (o eso espero) de que todo puede esperar menos tú. A veces, con muy poco logramos mejorarnos mucho por dentro y por fuera y nos sentimos mejor con nosotras mismas.

Por eso, este último ritual de autocuidado va de darte cuenta, de dar valor, de agradecer. Por si aún no te has dado cuenta, **nada es seguro en esta vida,** igual que tampoco nada es ETERNO. Y es que agradecer es como un imán para las cosas buenas, porque, cuando agradecemos, prestamos atención a aquello que tenemos, hemos sentido o vivido y ha sido bueno y positivo para nosotras y queremos mantener porque nos hace bien. Cuando dedicas tiempo a agradecer, dejas de tener tiempo para quejarte o desanimarte. Focalizar tu atención en agradecer todo eso que tienes, sientes y eres se retroalimenta. Hace que lo que ya existe se haga más fuerte, se agarre con fuerza.

Así que te animo a agradecer todo lo que se te ocurra. Coge tu libreta de **Introspección,** pon la fecha de hoy y comienza agradeciendo lo bueno que ha ocurrido en este día, todos tus aprendizajes, a tres personas fundamentales en tu vida y sigue con todo lo que te apetezca. Que no te dé miedo hacer una lista muy larga hoy, nunca faltarán motivos para seguir agradeciendo todos los días que amanece. Y fijarse en ello y darle la importancia que tiene es autocuidado.

7.3 RITUALES PARA LA PARTE EMOCIONAL

A partir de aquí, cada categoría girará en torno a unos valores y hábitos que intentaremos establecer en nuestras rutinas. Conócete a ti misma mediante:

- **Autoconocimiento**
  (introspección, emociones y empoderamiento)
- **Hogar**
  (orden, organización y minimalismo)
- **Toma acción**
  (objetivos y metas)
- **Revisión y validación de valores**
- **Intelectual**
  (lectura, desafíos y creatividad)

22. RITUAL DEL AUTOCUESTIONARIO

Duración: de 5 a 10 minutos.
Cuándo: ahora.
Qué necesito: un lápiz.

¿Por qué se hacen entrevistas a alguien? Porque nos parece interesante, importante y con algo que decir. Y tú eres interesante, importante y con algo que decir y aportar al mundo. Como si de una actriz u otra mujer a la que admires se tratara, hoy te toca a ti contestar a algunas preguntas, ésas que te servirán para conocerte y amarte. Porque sólo si sabes cómo eres, qué te gusta y que no, puedes refugiarte más o huir de ello.

Ponte cómoda, toma un lápiz y contesta aquí mismo.

1. ¿Qué es lo que más te gusta en el mundo?

2. ¿Y lo que menos?

3. Película, libro y canción que te hayan marcado y por qué.

4. ¿Qué te agobia?

5. ¿Qué te aburre?

6. ¿Quién es la persona más importante de tu vida?

7. ¿Cuándo has reído a carcajadas por última vez?

8. ¿Y llorado desconsoladamente?

9. ¿Tu última mejor idea?

10. ¿Tu última peor idea?

11. ¿Con qué cosa material pasas más tiempo al día?

12. ¿De qué persona no te separarías?

13. ¿Un propósito que nunca cumples? ¿Por qué?

14. ¿De qué te arrepientes?

15. Momento más feliz.

16. ¿Qué haces cuando no tienes nada que hacer?

17. ¿Qué te hace ponerte insoportable?

18. ¿Qué te apasiona?

19. ¿Cómo ves el futuro?

20. ¿Cuáles son tus próximos proyectos?

A mí, personalmente, me encanta contestar a este tipo de cuestionarios en viajes en coche con la familia o con una amiga, intercambiarnos las preguntas, ponernos a imaginar y a reflexionar porque así abrimos nuestro prisma y nos enriquecemos. Te animo a que una vez hayas terminado, llames a una amiga y le propongas esta entrevista.

No olvides escribir también la fecha en la que has contestado a estas preguntas y vuelve a ellas dentro de un año, anótalo en tu agenda para que no se te pase, te sorprenderán muchas de tus respuestas y tendrás otras nuevas.

23. RITUAL DE AMOR PROPIO Y ACEPTACIÓN

Duración: de 5 a 10 minutos.
Periodicidad: cada mes.
Qué necesito: tu libreta de Introspección, bolígrafo y subrayadores.

El ritual de hoy es muy sencillo, pero a la vez muy poderoso. Puedes hacerlo sola, pero sería recomendable que te apoyes en alguien.

Escribe o detalla en voz alta cómo eres por fuera, pero, sobre todo, por dentro. No te quedes en lo obvio y ayúdate de quienes te rodeen en ese momento (en persona o por WhatsApp, por ejemplo). De esa lista de características que se te van ocurriendo, marca de un color lo que te gusta y de otro color lo que no.

Por ejemplo:

- Leal (me gusta)
- Borde (no me gusta)

Una vez hayas terminado, aplaude, siéntete orgullosa por esa multitud de cualidades, que no sólo tú ves, sino que los demás aprecian, y respecto a todo lo que no te gusta, razónalo y sé compasiva y justa contigo misma.

«Soy borde. ¿Por qué? Sólo lo soy con algunas personas, en momentos determinados y porque agotan mi paciencia, no me caen bien y no tengo tiempo ni confianza con ellas. ¿Puedo aceptarme así o merece la pena mejorar? En realidad, los demás no tienen la culpa de mi impaciencia y, si no me caen bien, es que quizá no les he dado la oportunidad de conocernos. Puedo ser borde o no serlo, no es algo que me defina, y, si no me gusta, puedo cambiarlo.»

Y así con cada cosa que no te guste.

El ritual de hoy consiste en conocerte y quererte tal y como eres y mejorar sólo aquello que creas conveniente, con cariño y respeto hacia ti misma.

Repite conmigo: me acepto. Cada minúscula parte de mí constituye algo maravilloso que soy yo, una buena persona, cuya única meta es ser feliz y contribuir a la felicidad de los demás. Me entiendo como soy y trato de aprender de mí cada día. No hay perfección, pero tampoco la necesito. Me valoro porque tengo valor. Sé verlo y no me menosprecio.

24. RITUAL PARA ANALIZAR TU ENTORNO

Duración: de 15 a 20 minutos.
Periodicidad: una vez al año.
Qué necesito: libreta de Introspección y un bolígrafo.

Muchas veces vivimos tan deprisa que no nos paramos a analizar ni a elegir nuestro entorno, quiénes nos rodean, con quiénes pasamos el tiempo y cómo nos hacen sentir esos momentos. Ahora, nuestro entorno no se reduce a nuestra vida real, sino a todos aquellos con quienes mantenemos contacto también virtualmente.

El ritual de hoy consiste en analizar nuestro entorno más amplio.

Haz una lista de las personas con las que has mantenido contacto en la última semana. Te será más sencillo si recapitulas desde el lunes y vas avanzando por horas. También anota dónde estás y cómo te sientes.

Ejemplo:

Casa - pareja, niños → felicidad y estrés.

Trabajo - compañero X, compañero Y → desánimo e incomprensión.

Supermercado - vecina X → estrés/incomodidad.

Llamada - mamá → paz, calma, comprensión, hogar.

Cafetería - amiga X → risas, desconexión.

Cafetería 2 - amiga Y → compromiso.

Todo aquello que no nos permita mostrarnos como realmente somos no merece la pena hacerlo más. Es cierto que en algunas situaciones no podemos elegir a quienes nos acompañan en el camino, pero es nuestra obligación y nuestra responsabilidad para con nosotras mismas y nuestro bienestar y autocuidado ser conscientes y decidir cómo queremos afrontar la compañía de ciertas personas o prescindir de ellas, al igual que acudir a un trabajo o realizar acciones que nos generan rechazo.

Señala con un **color** aquellos lugares o personas que no quieres en tu vida y determina de qué manera vas a modificar tu conducta para que no te generen malestar.

25. RITUAL PARA ANALIZAR TU VIDA HOY

Duración: de 5 a 10 minutos.
Periodicidad: una vez al año.
Qué necesito: un lápiz.

Para el ritual de hoy te propongo completar una gráfica que abarque todas las facetas de tu vida; en ella deberás anotar la fecha de hoy y cuál es tu valoración de cada una.

Además, te animo a que señales qué tres facetas son las más importantes y mira si están al nivel que te gustaría. Asimismo, observa las que no sean tan importantes para ti, aunque presenten una valoración alta. El día de hoy es un buen momento para trabajar esos niveles y centrarte en lo que de verdad es importante para ti.

¿Cómo hacer tu propia gráfica? Usando una hoja horizontalmente como primera columna a la izquierda, enumera los distintos estados en los que te puedes encontrar:

- Me siento plena.
- Estoy donde quiero estar.
- Estoy trabajando en ello.
- Quiero mejorarlo.
- Me conformo como está.
- Quiero cambiarlo.
- Me empieza a preocupar.
- Me preocupa y me afecta.
- Me atormenta.

Debajo y horizontalmente enumera las distintas parcelas de tu vida:

Familia	Pareja	Hijos	Tipo de trabajo	Sueldo
Amistad	Círculo cercano	Desarrollo personal	Tiempo para mí	Economía
Salud	Forma física	Complejos	Altruismo	Otras

26. RITUAL DE LA RUEDA DE LA VIDA

Duración: de 15 a 20 minutos.
Periodicidad: al menos una vez al año.
Qué necesito: una agenda, tu libreta de Introspección y un bolígrafo.

Como te explicaba en el capítulo 5, te animo a que diseñes y colorees tu propia rueda de la vida. Para llevar a cabo este ritual, dibuja un círculo en blanco y coloréalo de acuerdo con el tiempo que le dedicas a cada una de las categorías, un color diferente para cada una. Reflexiona sobre la importancia que tienen y el equilibrio que proporcionan a tu vida.

Utiliza este círculo para observar tu vida tal y como es ahora y reflexionar sobre cómo te gustaría que fuera en el futuro, qué parcelas han de mantenerse y cuáles han de aumentar o disminuir en tiempo e importancia para equilibrar y alcanzar la vida que te haga feliz también mañana.

Te animo a que repitas este ritual cada año y te permitas recalcular (focalizar en pocas parcelas, pero que sean importantes para ti en un momento dado) siempre que lo necesites.

Lo importante es el equilibrio, tú decides tu equilibrio y el equilibrio es autocuidado.

Mi vida en porciones hoy

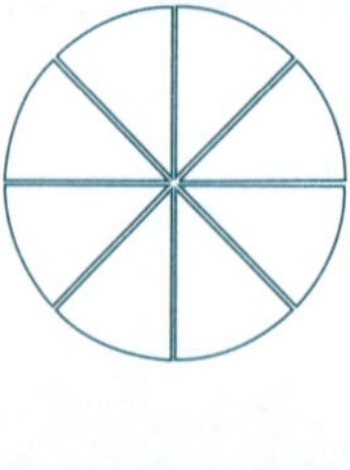

☐ Cuidarme por fuera

☐ Relaciones y seres queridos

☐ Ambiciones y proyectos

☐ Amor, pareja

☐ Cuidarme por dentr

☐ Trabajo

☐ Vida social y planes

☐ Tiempo y atención a mis hijos

27. RITUAL DE DESCUBRIMIENTO DE TUS VALORES

Duración: de 15 a 20 minutos.
Periodicidad: al menos una vez al año.
Qué necesito: una agenda, tu libreta de Introspección y un bolígrafo.

Para identificar y definir tus valores y los de tu entorno, te animo a que realices esta práctica. De la lista de valores que te facilito en el capítulo 2, señala todos aquellos que encajen contigo. Ve uno a uno preguntándote si esos valores son para ti o no.

A continuación, sepáralos en dos listas:

Qué valores
me definen

Qué valores
son importantes
para mí

Da un segundo repaso a la lista, para confirmar que no te has dejado ningún valor importante en el camino. ¿Sientes que te falta alguno? Añádelos hasta que sientas que todos te completan. Cuando hayas terminado con ello, señala en otro color aquellos valores que son importantes para ti en otras personas.

Trata de identificar ahora a tu entorno con sus valores, para detectar el impacto que tienen en tu vida en base a lo que las define. Comienza una nueva página y en una nueva lista incluye a las personas que pertenecen a tu vida y que podemos clasificar de la siguiente manera:

- **Familia cercana**
- **Mi círculo de amigos cercanos**
- **Personas que me rodean**

Haz este ejercicio con aquellas personas de la clasificación anterior con las que sientas que tienes que hacerlo.

Para terminar, ¿qué conclusiones has sacado?

28. RITUAL DE LOGROS, FORTALEZAS Y ELOGIOS

Duración: de 5 a 10 minutos.
Periodicidad: una vez al mes.
Qué necesito: tu libreta de Introspección, un bolígrafo y subrayadores.

Autocuidado es una palabra inmensa que abarca cuidarte desde la punta del pie hasta la punta de tu pelo más largo, pasando por cada hueso, músculo, órgano, por cada emoción, sentimiento, necesidad… Autocuidado es saber dónde estás y saber lo que mereces lograr. Y no sólo eso, también es reconocer cada uno de tus logros. Son tus logros, mereces hacer un repaso y recordar todo lo que has sido capaz de superar, aunque en el momento no te pareciera ningún esfuerzo o, por el contrario, te pareciesen inalcanzables.

Por logro entendemos el resultado muy satisfactorio de algo.

- Haz memoria y redacta una lista de tus cientos de logros. Puedes comenzarla hoy y retomarla cada vez que recuerdes alguno.
- Dedica al menos 10 minutos a esta lista hoy.
- Disfruta de tu bebida favorita y ponte lo más cómoda posible en tu rincón de la casa y tómate tu tiempo.
- Rememora: cuando logré X. Cuando conseguí hacer Y y nadie pensó que lo lograría. Cuando tomé Z decisión y luego me pasó A, B y C. Cuando acabé D. Cuando comencé E. Priorizarme y dedicar estos minutos para mí, mi autocuidado y mi autoconocimiento, eso también es un logro.
- Repasa tu lista y observa lo perseverante, fuerte y capaz que has sido, y no te habías dado cuenta.
- No olvides que seguirás logrando cosas y ya serás más consciente de ellas y las disfrutarás todavía más.

Estos logros y todos los que vengan son posibles gracias a cómo eres, a tu forma de ser y a tus fortalezas.

Estás aquí para conseguir herramientas que te hagan sentir bien. Para ello vamos a preparar dos listas que te serán muy útiles: una de fortalezas y otra de elogios. A ambas podrás recurrir cuando lo necesites.

Fortalezas:

Aprendo de mis errores.
Soy leal.
Aprendo rápido.
Me oriento de maravilla.
Sé escuchar.
Siempre veo el vaso medio lleno.

Elogios:

Es maravilloso ser vulnerable y sensible como yo.
No soy miedosa, soy prudente.
Soy inteligente. Soy especial.
Soy resolutiva. Soy apasionada.
Soy ocurrente. Soy responsable.
Soy divertida y risueña.

Cuando alguien se atreva a perturbarnos, siempre tendremos a mano la verdad de nosotras mismas y nadie nos hará dudar.

29. RITUAL DE EMOCIONES

Duración: de 5 a 10 minutos.
Periodicidad: al principio, una vez a la semana, para luego espaciarlo en el tiempo.
Cuándo: al terminar el día.
Qué necesito: tu libreta de Introspección, un bolígrafo y subrayadores.

Este ritual sirve para resetear la mente y fluir con tus emociones, ordenándolas y dándoles su lugar.

De este listado, señala todas las emociones que has sentido hoy. Si no aparecen o no sabes ponerle nombre a alguna, explica con tus palabras cómo te has sentido.

Amor	Alegría	Sorpresa
Admiración	Motivación	Perplejidad
Cariño	Gozo	Curiosidad
Agrado	Satisfacción	Asombro
Ternura	Diversión	Conmoción
Deseo	Dicha	Estupor

Tristeza	Enojo	Miedo
Culpa	Coraje	Angustia
Nostalgia	Furia	Pánico
Melancolía	Rencor	Ansiedad
Asco	Celos	Desagrado
Aversión	Rechazo	Antipatía

Luego, señala con otro color todas las emociones que recuerdas haber sentido a lo largo de la semana. Y, con otro color más fuerte, marca todas esas emociones que no has sentido ni hoy ni en toda la semana pero te habría gustado sentir.

Después, contesta a la siguiente pregunta: ¿cómo te sientes ahora con lo que estás descubriendo?

Haz una pequeña lista con las cinco o diez primeras emociones positivas que sí quieres sentir y trata de encontrar una razón o un hecho que te habría hecho sentir esa emoción. ¿Se trata de algo que puedas vivir mañana o la próxima semana? ¿Depende de ti o de alguien que conozcas? No te cortes, provócalo y vívelo.

Te animo a que repitas este mismo ritual dentro de siete días y compares ambos recuadros de emociones sentidas.

30. RITUAL PARA LA LIBERACIÓN DE LA CARGA MENTAL Y LAS TAREAS INVISIBLES

Duración: de 5 a 10 minutos.
Periodicidad: una vez a la semana y espaciar.
Cuándo: al terminar el día.
Qué necesito: tu libreta de Introspección, un bolígrafo y subrayadores.

Hablemos, paremos, reflexionemos y trabajemos a nuestro favor para ser conscientes de lo que la carga mental y las tareas invisibles nos suponen a la mayoría de las mujeres a nivel emocional y mental.

Asumimos como impepinables muchas cargas y tareas de la vida, del hogar y de la familia que, de sobrellevarlas solas y en silencio, nos generan mucho estrés, angustia, desequilibrio, desigualdad y descontento generalizado. Y tanto si hay corresponsabilidad como si no, las tareas invisibles se nos hacen bola y la carga mental no desaparece, se intensifica cuando nos atrevemos a anteponer nuestros propios deseos y necesidades al resto. Eso tiene que cambiar.

Te propongo hacer un ritual para ver la dimensión de estas tareas y la opresión que nos suponen para tomar medidas definitivas.

1. **Traspasa a una lista tu carga mental de estos momentos o del día entero. Añade en otra columna todas las tareas invisibles que llevas a cabo todos los días.**

2. **Puedes ir anotándolas durante una semana a la vez que las realizas (digo una semana porque, aunque la mayoría se repiten día tras día, hay muchas esporádicas que se van sumando y olvidamos).**

3. **Cuantifícalo: cuánto tiempo nos lleva, cómo lo hacemos para sobrellevarlo mejor, cómo economizamos el tiempo por nuestro propio beneficio. Qué pensamos mientras lo hacemos…**

Poner lavadoras: una al día. – Tender toda la ropa, si es de los niños tardo casi el doble. – Recoger y doblar la ropa. – Guardar la ropa (cambio de sábanas periódico o por escapes) y vuelta a empezar.

No olvides enumerar todas y cada una de las tareas (también las propias de la familia: médicos, revisiones, chats del cole, compras...). Todo lo que lleve tiempo y energía hay que anotarlo.

La finalidad de este ritual es hacernos conscientes de cuánto tiempo diario se nos va en estas cuestiones, darnos cuenta de si son ineludibles y de en qué estado anímico y emocional nos enfrentamos a ellas.

Saber que todos los días podemos destinar fácilmente cuatro horas a tareas invisibles que nadie valora hace que lo veamos todo de otra manera. Saber que la carga mental diaria y constante nos impide pensar con claridad, disfrutar del momento presente y sacar tiempo para otras cosas que sí nos satisfacen, hará que queramos algo diferente.

Quizá sea el momento de hacer un mejor reparto de cada una de las tareas, donde deba asignarme X tiempo a esta función tan importante involucrando a todos los miembros de la casa por igual.

El autocuidado es poner de nuestra parte para ser conscientes de todo y tomar las medidas necesarias para que todo vaya mejor sintiéndonos bien en el proceso. Que, si las tareas invisibles son importantes, hay que saber cuánto ocupan, darles su lugar y visibilizarlas. Y procurar que la carga mental sea la indispensable para funcionar.

31. RITUAL DE LA TÉCNICA DEL *TAPPING* DE LA MARIPOSA

Duración: 5 minutos.
Cuándo: cuando nos sintamos estresadas.

De la mano de Catalina Hoffmann, me gustaría compartir con vosotras esta técnica ritual para reducir el estrés. Al realizar este ejercicio tu sistema límbico y tu glándula pineal van a empezar a activarse. El ejercicio se llama así por la forma en la que posicionamos nuestras manos orientadas hacia los hombros y con los dedos pulgares entrelazados, construyendo una mariposa sobre nuestro pecho.

Al inspirar, intercala pequeños golpecitos con las manos en el pecho, consiguiendo que el cortisol y la adrenalina vayan bajando. Nuestro cerebro comenzará a recibir una señal de calma y nuestro corazón empezará a latir más despacio.

Técnicas de *neurofitness* como ésta nos permiten modificar nuestra arquitectura cerebral con las órdenes que le vamos dando a nuestro cerebro a fin de encontrar un mayor bienestar.

32. RITUAL DEL DIÁLOGO INTERNO

Duración: de 5 a 10 minutos.
Periodicidad: al principio, una vez a la semana, para luego espaciarlo en el tiempo.
Cuándo: hoy mismo, desde por la mañana.
Qué necesito: tu libreta de Introspección, un bolígrafo y subrayadores.

El ritual de hoy consiste en algo muy sencillo y muy difícil a la vez. Con él conseguirás mejorar tu diálogo interno, hablar contigo misma como se debe, como lo harías con tu mejor amiga, con cariño, delicadeza, empatía, comprensión y humor del bueno.

- Comenzaremos muy temprano por la mañana, abriendo los ojos y diciéndonos: «¡Vamos arriba!». A continuación, en el baño, mírate, sonríete y háblate o piénsate bonito. Y así, aunque te parezca una tontería, pondrás de tu parte para hablarte bonito, como debe ser.

  Lo difícil de este ritual llega cuando sin darnos cuenta nos echamos la culpa de algo, nos sentimos mal por aquello y nos machacamos. Estos pensamientos negativos sobre una misma hay que bloquearlos.

- A continuación, escríbelos si te es posible (para verlo con perspectiva) y, automáticamente, traduce y sustituye el mensaje por el opuesto: siempre en positivo. Por ejemplo, cambia un «¡Qué torpe soy! Por mi culpa hemos llegado tarde. ¡Si lo hubiera mirado antes…!» por un «Un despiste lo tiene cualquiera, cosas que pasan. Hemos llegado tarde pero qué suerte, hemos aparcado en la puerta».

Date amor y cariño por cada hipotético fallo que cometas. Eso es autocuidado.

33. RITUAL DEL MERECIMIENTO

Duración: al menos 15 minutos.
Periodicidad: al principio, una vez a la semana, para luego espaciarlo en el tiempo.
Cuándo: hoy mismo, después del desayuno, si es posible, o por la tarde.
Qué necesito: tu libreta de Introspección, un bolígrafo y subrayadores.

En este ritual necesitarás una hoja para hacer una lista con todo aquello que mereces.

Anota también en otra hoja y en dos columnas todo aquello que crees que no mereces y deja espacio porque lo tendrás que argumentar.

Si no dedicas tiempo a pensarlo, plasmarlo y decidir (creyendo en ello) que es así, no te sentirás merecedora nunca. No lograrás ver con perspectiva que te estás negando merecer cosas que, por supuesto, mereces.

Elabora tu lista según tus creencias, tus valores y tu mochila. Te doy algunas ideas que pueden chocarte:

Merezco comer por placer.

Merezco ser feliz.

Merezco elegir y decidir mi vida.

Merezco sentirme bien
con cualquier cosa que me ponga.

Merezco sanar.

Merezco no tener lastres,
vivir sin condiciones ajenas.

Merezco no fingir.

Merezco desear sin límites.

Merezco no ser juzgada.

Merezco llorar con pena
y sin pena cuando me apetezca.

Lo merezco todo. También tiempo todos
los días, para mí y mis necesidades.

Sin culpa, ni remordimientos ni chantajes.

Este ritual es autocuidado. Ser consciente y realista con lo que de verdad merezco es autocuidado.

34. RITUAL DE FIN DE CICLO

Duración: unos minutos.
Cuándo: cuando quieras/sientas que finaliza una etapa.
Qué necesito: un lugar tranquilo, tu libreta y un bolígrafo.

Llega el fin de una etapa, un trimestre o un año. Toca hacer memoria, introspección y recopilación de los momentos vividos. Busca un espacio tranquilo, coge tu libreta y hazte las siguientes preguntas:

- ¿Qué puedo y elijo soltar?
- ¿Qué quiero y necesito dejar ir?
- ¿Qué quiero mantener?
- ¿Con qué sensaciones termino y empiezo este nuevo ciclo?

Escribe sin prisa y sin pausa. Relee, tacha y completa. El autocuidado es tomarte tiempo para reflexionar y decidir por y para ti. Hazlo tan a menudo como lo necesites.

35. RITUAL DEL PERDÓN

Duración: unos minutos.
Periodicidad: una vez a la semana.
Qué necesito: un lugar tranquilo, tu libreta y un bolígrafo.

A menudo metemos la pata sin darnos cuenta o sin saber que podríamos molestar a alguien con nuestros actos o nuestras palabras. En el ritual de hoy tratamos el perdón, porque autocuidarnos es perdonarnos, pero también pedir perdón cuando sea necesario. Nunca está de más admitir un error.

Ponte cómoda y escribe en un papel los nombres de aquellas personas en las que estabas pensando cuando leías estas líneas. Al lado, detalla brevemente en qué metiste la pata.

Cuando termines la lista, puedes…

- **Llamar a esa persona expresamente para disculparte, aunque quizá ella ya no lo recuerde o decidiera finalmente no darle tanta importancia.**
- **Llamar a esa persona para interesarte por ella y, en el transcurso de la conversación, pedirle disculpas por aquello que pasó.**
- **Escribirle un mensaje con todo el cariño que te salga en ese momento.**

Puede ser que ya no tengas relación con esta persona porque simplemente fuera un conocido o alguien que pasaba por la calle; anótalo igualmente.

Estoy segura de que sea cual sea la opción que elijas, ya sólo por el hecho de haber pensado en ello y haberlo escrito, te sentirás mejor y probablemente sin culpabilidad, y eso es autocuidado.

36. RITUAL SEMANAL DE ESQUEMAS MENTALES

Duración: de 5 a 10 minutos.
Periodicidad: una vez a la semana o cuando lo necesites.
Qué necesito: un lugar tranquilo, tu libreta y un bolígrafo.

Los esquemas mentales son una manera de reflexionar y sintetizar para alcanzar conclusiones y encontrar soluciones a todo aquello que ha pasado, está pasando o va a pasar. Este ritual puede desarrollarse de varias maneras, una de ellas es la siguiente:

Ayer discutí con mi pareja. – Hasta la discusión estábamos muy bien. – Pero antes de todo yo tenía en mente X (una idea o pensamiento). – La chispa que hizo saltar la discusión fue X. – ¿Qué hice o dije yo? – ¿Qué hizo o dijo él?

¿Cómo me sentí? ¿Qué pasó después? ¿Pudo haberse evitado? ¿Algo lo empeoró? ¿Qué lo pudo mejorar? ¿Hice yo algo para conseguirlo?

37. RITUAL DEL «NO»

Duración: unos minutos.
Periodicidad: una vez a la semana.
Qué necesito: un lugar tranquilo, tu libreta, un bolígrafo azul o negro y uno rojo.

Anota en dos columnas lo siguiente:

- **Personas que te incomodan por el motivo que sea.**
- **Planes que te incomodan sea cual sea la razón.**

Haz memoria y anota incluso pequeñas incomodidades, que permitirán que fluyan las demás.

Una vez hayas completado la lista, valora si son incomodidades puntuales, que pudieron surgir un día concreto, o es una sensación permanente. En el segundo caso, rodea en rojo a esas personas. Un ejemplo:

1. María - incomodidad puntual: ocurrió X. Merece la pena citarme con ella y aclararlo, también saber su punto de vista.

2. Ana - incomodidad constante: cuando estoy con ella, me hace sentir X y no puedo mostrarme siendo yo misma. Prefiero poner distancia sin una charla que me incomode aún más.

3. Juan - incomodidad puntual: ocurrió X. La verdad es que hemos coincidido por amigos comunes, no encajamos ni tenemos nada en común. No forzaré un contacto.

Si me llaman, no me sentiré mal por decir no, si es lo que realmente me apetece.

Una vez hayas decidido qué hacer en cada situación y con cada persona, siéntete orgullosa porque estás tomando las riendas de tu vida y cuestionar este tipo de cosas es también autocuidado.

38. RITUAL CONTRA LAS CREENCIAS LIMITANTES

Duración: unos 15 minutos.
Periodicidad: una vez a la semana.
Cuándo: esta misma tarde o por la mañana temprano.
Qué necesito: tu libreta y un bolígrafo.

Este ritual es de los más liberadores de todos los que podrás hacer a lo largo de tu vida, pero también complicado porque hay que ahondar mucho en tu interior. Quizá no puedas terminarlo de una sola vez, pero sí podrás tenerlo a mano para que, cuando recuerdes algo nuevo, lo puedas apuntar y así trabajar en ello.

Vamos a recapitular nuestras creencias limitantes y eliminarlas para que no nos vuelvan a limitar nunca más. Lo ideal es contar con una persona que te quiera mucho y bien para este ritual.

Busca un lugar y momento relajado. Toma tu libreta y comienza a respirar profundamente. Cierra los ojos y comienza a traer a tu mente aquellas creencias limitantes que te condicionan la vida. Piensa en momentos que has vivido y en cómo esas creencias te han hecho sentir, casi sin que te dieras cuenta. Ve tomando nota y haz una lista simple. Por ejemplo:

No se me da bien el deporte – por eso no lo practico – ni lo he practicado – ni quiero que me vean practicarlo.

Identifica qué sientes: vergüenza, inseguridad, torpeza...

A qué es debido: a que, en el colegio, unas cuantas veces algunos niños se rieron de cómo corría.

Ahora, démosle la vuelta:

- ¿Alguien nos ha dicho que corríamos mal?
- ¿Se rieron más personas?
- ¿Puede que se rieran de otra cosa u otra persona?
- ¿Puede ser que esos niños se rieran de más cosas y personas?
- ¿Cuando empecé a correr me sentía bien?
- ¿Me gustaba hacer lo mismo que a mis amigas?
- ¿He intentado hacer otro deporte?
- ¿Qué actividad física me gustaría probar?
- ¿Hay alguna prueba que demuestre que se me da mal el deporte?
- ¿Es beneficioso para mí intentarlo y hacer deporte?
- ¿Algo me lo impide?
- ¿Quiénes me apoyan?
- ¿Cuándo puedo intentarlo?

- Si lo pruebo y me siento bien, ¿puedo poner en duda mi creencia de que se me da mal el deporte?

Interioriza la siguiente frase: «Sólo si lo intento lo sabré». Si practico, puedo beneficiarme de todas las ventajas del deporte e incluso comprobar que no se me da nada mal. Todo es probar e intentarlo, sin limitaciones. Darse la oportunidad es autocuidado.

39. RITUAL PARA CREAR LA VIDA QUE QUIERES

Duración: unos 20 minutos.
Periodicidad: una vez a la semana.
Cuándo: esta misma tarde o por la mañana temprano.
Qué necesito: un lugar tranquilo, tu libreta y un bolígrafo.

Este ritual me encanta. Y quizá por él estás leyendo este libro.

Yo un día empecé a diseñar mi vida y, cuando diseñas, nada de lo que creas existe aún, todo comienza a gestarse cuando piensas en ello y vas tomando decisiones que crean esa senda que te acerca. Y tú tienes el poder de diseñar y cambiar tu vida. Es así. No es magia. Simplemente necesitas tener ideas, un plan y disposición para acercarte a esa vida que sueñas (con los pies en la tierra).

El primer paso es coger inspiración real. Piensa en personas que te inspiren y tengan esa vida que tú anhelas o, al menos, parte de ella.

Después, imagina punto por punto cómo es esa vida.

Después de imaginarla, haz dos cosas muy importantes: ponla en palabras y escríbela en presente.

Por la mañana me levanto temprano, pero hiperdescansada. Entra un solazo por todas las ventanas de mi casa, que me activa enseguida. Para desayunar hay mucha fruta fresca cortada y me voy a tomar un té de medio litro en el jardín. Hace un día precioso.

Me encanta revisar el e-mail y así ir avanzando en los proyectos, donde ya no lo hago yo todo. Aprendí a delegar y trato de emplear mi tiempo y mi energía en lo que me apasiona.

A la vez que vas plasmando esta nueva realidad, ve anotando en un lado de tu libreta qué hay en esa vida que no se ve: un trabajo soñado, una casa más grande, formación, seguridad, merecimiento.

Termina de plasmar tu nueva vida y piensa, por muy loco que parezca, el plan para acercarte a ella. Os juro que parece más difícil de lo que es. Y repito: esto no es magia. Probablemente no termines viviendo en esa casa con jardín, pero yendo hacia ella, lograrás otras cosas que te ilusionarán incluso más. **Lo importante es tener una meta y no dejar de avanzar hacia ella.**

40. RITUAL PARA ORDENAR ESTANCIAS

Duración: 30 minutos.
Periodicidad: una vez a la semana.
Cuándo: los domingos a primera hora.

Puede que el ritual de hoy te lleve un pelín más de tiempo del habitual, pero es algo muy sencillo que te hará sentir mejor cuando termines.

Como una casa no se puede ordenar en un día, te propongo crear un esquema que te permita dar un repaso completo a tu hogar para que conectes con lo esencial de tu casa y disfrutes con el proceso de ordenar y desprenderte.

En primer lugar, vamos a inventariar tu casa y sus estancias. Haz un recorrido mental y anota qué hay que puedas ordenar, que quieras repasar o mejorar.

La lista puede ser larga, que eso no te abrume.

Entrada	Salón	Cocina	Terraza	Baño 1	Pasillos
Recibidor Perchero	Mueble de televisión				

Despensa	Habitaciones	Jardín	Lavadero	Baño 2

Y hoy vamos a comenzar por el primer cajón de la entrada, de tu habitación o el de los cubiertos en la cocina.

Hoy sólo un pequeño paso; después, cada semana, podrás continuar con un espacio, lugar, sección o cajón diferente.

Te animo a que des la vuelta completa a todo lo que has anotado en la tabla, sin mirar atrás ni adelante, sólo un espacio o un cajón por día cada semana. Subraya cada ítem que hayas listado.

Avanzar con cada cajón o estancia te permitirá resetearte a ti misma porque tienes un plan y una pequeña hoja de ruta, sabiendo que poco a poco irás ordenando cada rincón de tu hogar y quedándote con lo esencial.

Te recuerdo que en el apartado 5.1 «Sé minimalista», puedes encontrar una lista con elementos de los que puedes prescindir y desprenderte, te será útil tenerlo en cuenta.

Reserva 30 minutos para este ritual, ponte cómoda. Hazlo a primera hora del día y, si te apetece, crea un ambiente agradable con música o un pódcast que te interese para hacerlo más llevadero. Ten en cuenta que debes dedicar el tiempo que te has propuesto, por lo que te animo a que te marques un tiempo límite y tengas claro el objetivo concreto: el cajón *X*, el armario *Y* o la estancia *Z*.

Vacía el cajón completo. Separa por categorías. Descarta y distribuye de tal manera que ahora encaje mejor y te parezca más útil. Lo ideal es mantenerlo tal cual lo hayas dejado ahora, pero que el desorden no te agobie. Será una nueva oportunidad de descartar y organizar de nuevo más adelante.

Ordenar es una forma práctica de organizar también tu cabeza, parte fundamental para tu autocuidado.

41. RITUAL PARA SELECCIONAR TU ROPA

Duración: una tarde.
Periodicidad: al menos una vez al año.
Qué necesito: toda tu ropa y varias bolsas.

Con este ritual llegará una catarsis que estás preparada para afrontar.

Libérate de toda esa ropa que no te representa, que no te sirve, que no te hace justicia, que no es para ti. Como en la famosa *Sexo en Nueva York*, imagina que eres Carrie a punto de mudarse y, si es posible, queda con tus amigas para vaciar tu armario y quedarte con lo esencial: ropa que te encante y espacio libre para disfrutar e ir llenando poco a poco con todo lo que en el futuro vayas necesitando. Como Carrie, crearás tres categorías: tirar, donar y conservar.

Lo ideal es vaciar todo tu armario y tus cajones, pero, antes de esto, es importante saber cuánto tiempo le puedes dedicar hoy para sentirte satisfecha con el resultado que logres.

Por ejemplo, hoy sólo podré revisar una cómoda. Pues a por todas. Vacía la cómoda y directamente ve catalogando. Será más fácil si, *a priori*, seleccionas los dos extremos: lo que descartas sí o sí y lo que te quedas sí o sí. Con lo que dudes, haz un montón en el centro.

Muchas de estas prendas estarán en buen estado; otras, aunque les tengas mucho cariño, no. Trata de ser realista y objetiva y despréndete de todo aquello que no te sirva hoy ni te hayas puesto en los últimos dos, tres o cinco años. Aprovecha la ocasión para anotar las prendas básicas demasiado usadas que necesites reponer.

Este ritual termina cuando la zona a la que te hayas dedicado hoy contenga sólo prendas que te representen, te encanten y te sienten bien, y eso es autocuidado.

42. RITUAL «TÚ ERES TU MÚSICA»

Duración: una tarde.
Periodicidad: al menos una vez al año.
Qué necesito: YouTube o tu aplicación de música habitual.

Para mí, una de las cosas intangibles más importantes del mundo es la música. Al igual que los olores, tiene ese poder de evocar personas y recuerdos irrepetibles y transportarte a otro lugar de forma intensa y única. Nuestra vida tiene su propia banda sonora.

Te animo a que hoy te pongas nostálgica y comiences la que será la recopilación más bonita y completa de música que conforma y nutre tu vida.

Remóntate a la cabecera de tus dibujos animados favoritos cuando eras niña, a las canciones que más has bailado cuando has salido de fiesta, a tu primer baile lento, a canciones de películas que has visto mil veces que aún hacen que se te salte la lagrimilla. A las que has cantado cuando sufrías por amor y a las que tarareaste al enamorarte.

Haz esa lista y ve completándola sin prisa, un recuerdo lleva al otro y no podrás acabar hoy, ni falta que hace.

Que esa lista de canciones refleje todo lo que has vivido, aprendido y sentido. Esa lista eres tú, recurre a ella cuando necesites sonreír, llorar o bailar, cuando necesites revivir esos momentos. Eso es autocuidado.

43. RITUAL DIARIO DE GRATITUD

Duración: 5 minutos.
Periodicidad: todos los días.
Cuándo: antes de dormir.
Qué necesito: una libreta y un bolígrafo.

En este ritual te propongo comenzar tu cuaderno de agradecimiento para que le dediques 5 minutos todos los días, preferiblemente antes de acostarte.

Cuando ves una preciosa película de amor con final feliz o una comedia que te ha hecho reír y, a continuación, te vas a la cama, tus emociones y sensaciones son positivas porque están aún en sintonía con la historia que acabas de vivir a través de la pantalla. Gracias a este ritual vamos a conseguir el mismo efecto, pero con tu propia vida.

Una libreta sencilla es suficiente para poner la fecha y enumerar al menos tres cosas que agradecer. No necesitas nada rebuscado, solamente todo aquello que te haya hecho sentir bien.

- Unas bonitas palabras
- Una persona
- Un mensaje inesperado
- Un abrazo
- Tener salud

Lo bonito e interesante de este ritual es tratar de hacerlo todos los días, escribir cosas diferentes porque hay mucho más que agradecer de lo que nos damos cuenta en un primer momento. Forzarnos a buscar razones para agradecer va a hacer crecer nuestro corazón, nuestra mente y nuestra vida, que va a estar llena de motivos por los que sentirnos plenas, felices y agradecidas.

44. RITUAL DE GRATITUD ESENCIAL

Duración: 5 minutos.
Periodicidad: todos los días.
Cuándo: antes de dormir.
Qué necesito: una libreta y un bolígrafo.

Conectar con la gratitud por las cosas sencillas, las que damos por sentado, es esencial.

Anota en una hoja todas aquellas cosas, situaciones o personas que damos por hecho y, sin embargo, no todo el mundo tiene la suerte de contar con ello aun siendo esenciales.

Ejemplo:

Agua corriente	Un techo en el que cobijarse	Un trabajo que me permite vivir	Oportunidades
Agua caliente	Un cuerpo sano	Un abrigo y un cobijo cuando hace frío	Una pasión/ vocación
Un colchón y una manta	Una mente que funciona	Sombra en verano	Salud y sanidad pública
Alimentos que nos agradan	Padres que nos quieren, cuidan, apoyan	Amor incondicional	Tantas cosas…

¿Cuántas de estas cosas tendrías en este preciso instante si las necesitaras? Márcalas con un tic o, mejor, transcríbelas a tu propia lista y, con cada trazo, da gracias. Eres tremendamente afortunada y desde ahora estás inmensamente agradecida.

45. RITUAL DE AUTORREGALO

Duración: de 10 a 30 minutos.
Periodicidad: una vez al mes.
Cuándo: por la tarde.
Qué necesito: tu *wishlist*.

Es el momento de que hagas un hueco en tu agenda para ir a dar un paseo en busca de un regalo para ti. Porque sí, no necesitas una razón y tampoco una excusa. Es más, este autorregalo es la excusa perfecta para dar un paseo tranquilo al centro de la ciudad o al centro comercial. Simplemente, conviértelo en un ritual mensual, ajustado a tu presupuesto, pero que te permita premiarte por lo maravillosa que eres, todo lo que trabajas y todo lo que te esfuerzas por mejorar cada día.

Tú eliges, ya has debido de rellenar tu *wishlist*. Puedes tirar de ahí o comprarte unos vaqueros de nueva colección o una crema que sabes que te sentará de maravilla o un libro de tu autor favorito. Tú eliges, tú mandas, tú te lo mereces.

46. RITUAL DE LA LAVANDA

Duración: de 10 a 15 minutos.
Periodicidad: una vez al año.
Cuándo: un fin de semana soleado.
Qué necesito: capullos de lavanda secos y un saco o bolsa de tela de algodón (o un calcetín).

En el ritual de hoy vamos a evadirnos de todo centrando nuestra atención en uno de los olores más agradables y calmantes del planeta, la lavanda. Y, para ello, vas a hacer tu propio saco de lavanda. La lavanda es una planta con propiedades terapéuticas y huele de maravilla. Nos relaja y nos ayuda a conciliar el sueño.

Necesitarás una taza de capullos de lavanda secos o deshidratados que puedes encontrar fácilmente, media taza de arroz sin cocinar, una bolsa de tela pequeña o un calcetín de algodón. En un recipiente, mezcla ambos ingredientes y rellena la bolsa o el calcetín, después ciérralo con un nudo.

Huele inspirando muy profundo y trata de conectar con algún recuerdo vinculado a este olor. Coloca tu saco donde más te guste para tenerlo a mano, puede ser bajo tu almohada, en tu mesita de noche o en el cajón de la ropa interior.

Consejo: Si el olor conecta contigo y te ha parecido relajante, te animo a hacer algunos sacos más para regalar a esas dos o tres personas importantes. Esta vez será mejor que no utilices un calcetín viejo, sino una bolsa de algodón, y que lo acompañes con una pequeña nota que ponga: «Esto es para que te cuides». No se olvidarán de ti por este detalle y tú tampoco olvidarás este nuevo recuerdo creado en torno al olor inconfundible de la lavanda.

7.4 RITUALES PARA LA PARTE ESPIRITUAL

Esta categoría girará en torno a unos valores y hábitos que intentaremos establecer en nuestras rutinas. Conócete a ti misma mediante:

- **Reflexión y mantras**
- **Paz física y mental: meditación y relajación**

47. RITUAL DE INICIACIÓN A LA MEDITACIÓN

Duración: de 5 a 20 minutos.
Periodicidad: una vez a la semana.
Cuándo: esta misma tarde o por la mañana temprano.
Qué necesito: una silla o una esterilla y ropa cómoda.

Empecemos por algo sencillo. Meditar parece muy complicado pero lo único que haremos será elegir un lugar tranquilo y confortable: tu habitación, la terraza o al aire libre; lo importante es que estés lo más aislada posible.

Durante la meditación, que puede durar sólo unos segundos o varios minutos, no pensamos, no le damos vueltas a ninguna idea, no hablamos con nosotras mismas, no hacemos listas, no recordamos tareas pendientes, no rememoramos el día vivido, no hacemos nada más que respirar y escuchar un sonido concreto. Todo lo demás quedará pausado durante la meditación.

Puedes optar por hacerlo con el silencio que te rodea o poner sonidos naturales como la lluvia o las olas del mar, que te van a ayudar a concentrarte mejor.

Ponte cómoda, sentada o tumbada, y empieza a hacer respiraciones profundas concentrándote en ellas. Si has elegido que te acompañe un sonido de fondo, centra tu atención en él y trata de acompañarlo con tu pensamiento, como si tuvieras que describir el sonido a la vez que lo estás escuchando.

Insisto en que debes centrar tu atención en sólo dos cosas: tu respiración, que debe ser tranquila y pausada, y tu oído, centrado en el silencio, en tu respiración o en el sonido que hayas elegido que te acompañe.

Regálate unos minutos de paz y quietud. Disfruta de este momento y siente con toda la intensidad posible cómo el aire entra por tu nariz y va recorriendo tu interior.

Cuando consideres que has terminado, haz de nuevo una respiración profunda y levántate despacio. Siéntete ligera, siéntete tranquila y con energía para continuar.

48. RITUAL DE MANTRAS

Duración: 5 minutos
Periodicidad: todos los días.
Cuándo: por la mañana.
Qué necesito: mentalidad abierta, un papel y un bolígrafo.

Un mantra es una palabra o frase que se repite para integrarse en ti y generar un cambio en tu mentalidad, tu espíritu y tus creencias. Los mantras nos permiten centrar los pensamientos y enfocarlos en una idea concreta que necesitamos afianzar, realizar o interiorizar para exteriorizarla y hacerla incluso realidad.

A mí me gusta empezar por cosas sencillas con las que, quizá, lograr cosas enormes.

Vamos a construir tu primer mantra, deberás pensarlo bien, alinearlo con tus propias necesidades y creer cada palabra que te digas, porque este mantra acabará integrándose hasta en tu piel.

- Piensa en la necesidad que tengas ahora mismo o en aquella creencia que necesitas demoler.
- Visualízate con esa necesidad satisfecha o con esa creencia rebatida o modificada tal y como deseas.
- Articula la frase. Te propongo algo tan sencillo como: «Soy capaz».
- Haz memoria para traer a tu mente momentos en los que ya has sido capaz, porque eso ya ha ocurrido antes, ya has logrado cosas que algún día pensaste que eran imposibles o poco probables.

- Escríbelo en un papel que pondrás en un lugar visible: en la nevera, en el espejo del baño, en el armario donde guardas tus cremas, en la funda del móvil, en la cartera…
- Cuando te levantes por la mañana, piensa en tu mantra y repítelo al menos cinco veces.
- Cuando flaquees, repite: «Soy capaz». «Soy capaz de terminar con esto. Soy capaz de cumplir con lo que me propongo. Soy capaz de pensar en positivo. Soy capaz de valerme por mí misma. Soy capaz de mirarme al espejo y verme merecedora.»
- Haz al menos una secuencia cada día durante 30 días. Créalo. Créetelo.

49. RITUAL DE LA RESPIRACIÓN CONSCIENTE

Duración: menos de 5 minutos.
Periodicidad: todos los días.
Cuándo: en cualquier momento del día que lo necesites o agendes.

Éste es un ritual muy sencillo con el que podrás notar beneficios con la práctica prolongada. Te animo a que comiences hoy con 2 minutos y termines la semana dedicándole al menos 5 minutos todos los días.

La respiración consciente no tiene dificultad aparente porque únicamente has de inhalar y exhalar despacio y profundo, prestando toda tu atención. La dificultad es alejarte de tus pensamientos por unos minutos. Pero, si lo logras, estarás conectando tu cuerpo con tu mente y el nexo de unión será tu atención.

Relaja tu cuerpo y haz una respiración profunda. Centra tu atención en el aire que entra por tu nariz, siente cómo recorre tu interior hasta llenar tus pulmones. Siente cómo se expanden tus pulmones y costillas. Cuenta hasta cuatro, exhala despacio por la boca y siente el aire que abandona tu cuerpo lentamente. Inspira de nuevo.

Repite tantas veces como te sea posible. Al principio te desconectarás de tu respiración y volverás a centrarte en tus pensamientos y en tu estado físico y mental. Abraza todo eso y vuelve a comenzar. Lo más importante es tu respiración, persevera.

Hacer esta práctica de forma habitual te ayudará a rumiar menos ciertos pensamientos, a mantener tu mente más en calma, mejorará tu memoria y también dormirás mejor. Todo eso es autocuidado.

50. RITUAL DE RESPIRACIÓN CUADRADA

Duración: menos de 5 minutos.
Cuándo: en momentos en que necesites calmarte.

Tanto si necesitas reducir tu nivel de estrés como si sólo quieres relajarte, este ritual y su técnica de respiración es muy eficaz. Puedes memorizar la técnica y aplicarla en momentos estresantes o bien hacerla cuando ya estés lista para irte a descansar.

Inhala durante 4 segundos.

Mantén la respiración durante 4 segundos.

Exhala durante 4 segundos.

Mantén la respiración durante 4 segundos.

51. RITUAL DE PIERNAS ARRIBA

Duración: 10 minutos.
Periodicidad: una vez a la semana como mínimo.
Cuándo: cuando quieras.
Qué necesito: sofá o pared/esterilla.

Regálate 10 minutos en los que sólo necesitas tumbarte en el sofá con las piernas hacia arriba y apoyadas en la pared. Aunque mejor aún si lo haces en el suelo sobre una esterilla y colocando una manta enrollada bajo tus caderas. En estos 10 minutos reactivarás la circulación de tus piernas y todo tu cuerpo, reducirás la sensación de piernas cansadas y la pesadez por permanecer mucho tiempo en la misma postura; además, la práctica habitual mejorará tus digestiones y aliviará tensiones musculares en distintas partes de tu cuerpo. Notarás que a la vez que tu cuerpo alcanza un estado de bienestar, tu estado de ánimo también mejora.

Es un ritual sencillo que puedes incorporar a tu rutina diaria y asociarlo a un momento de meditación y relajación. Agenda el momento que consideres más fácil para mantenerte en esta postura sin necesidad de poner una alarma que suene a los 10 minutos. Rétate a permanecer en la misma postura. Después, despierta tu cuerpo poco a poco, desde la punta de los pies hasta la cabeza, con movimientos lentos y suaves.

Disfrútalo.

52. RITUAL DE LA POSTURA TRONO

Duración: de 5 a 10 minutos.
Periodicidad: dos o tres veces por semana.

El ritual de hoy consiste en adoptar una postura de meditación.

Siéntate sobre un cojín para elevar levemente tus caderas con las piernas cruzadas y los talones en línea uno delante del otro y en el centro de tu cuerpo.

Deja caer tus rodillas al suelo, manteniendo la espalda erguida y los hombros hacia atrás y apoyando las muñecas en las rodillas. Relaja los hombros, el vientre y las caderas. Haz la postura tuya y siéntete lo más cómoda posible, manteniéndola entre 5 y 10 minutos.

Respira despacio y profundo.

53. RITUAL DE LA POSTURA COBRA

Duración: de 5 a 10 minutos.
Periodicidad: dos o tres veces a la semana.
Cuándo: por la tarde.
Qué necesito: ropa cómoda y esterilla.

Tumbada bocabajo en el suelo sobre una esterilla, coloca tus manos debajo de los hombros con las palmas abiertas, como para impulsarte. Sube tu espalda sólo un poco, colocando los hombros hacia atrás y alejándolos de las orejas. No estires los brazos completamente, pega los codos al cuerpo y alarga tus cervicales.

Inhala al subir y exhala al bajar.

Repítelo diez veces. Sin prisa, disfrutando y sintiendo tu cuerpo.

54. RITUAL DE LA POSTURA MAHOMETANA

Duración: 5 minutos
Periodicidad: al menos dos veces a la semana.
Cuándo: cuando quieras.
Qué necesito: una esterilla.

Sobre tu esterilla vas a ponerte a cuatro patas, apoyando rodillas y manos en el suelo. Las manos han de colocarse a la altura de los hombros, un poco más adelantadas.

Realiza un pequeño balanceo hacia adelante y hacia atrás y flexiona rodillas y caderas hasta llevar el trasero a la altura de tus talones.

Es el momento de cerrar los ojos y de estirar tus brazos delante de tu cabeza alargándolos todo lo posible como si quisieras tocar la pared frente a ti. Siente cómo se estiran cada una de tus vértebras.

Mantén la postura y respira focalizando tu atención en el aire que entra y sale de tus pulmones. Repite desde el principio entre tres y cinco veces. Antes de finalizar, ¿cómo te sientes?

55. RITUAL DE DUCHA Y MEDITACIÓN

Duración: 15 minutos.
Periodicidad: una vez al mes como mínimo.
Cuándo: cuando quieras.
Qué necesito: velas.

No tienes tiempo de ir a un *spa*, pero hoy no lo necesitas. Créalo tú misma y disfrútalo como si de un hotel de cinco estrellas se tratara.

Reúne todas las velas que tengas en casa, si es posible de un olor que te encante, y, si no tienes, es el momento de ir a comprar algunas.

Escoge un momento en que reine el silencio en casa. Enciende todas las velas, con tranquilidad, escogiendo bien en qué lugares del baño las colocarás para que queden repartidas por todo el espacio.

Te recomiendo buscar una música ambiente que te relaje y te ayude a evadirte, mi sugerencia en esta ocasión es que busques el sonido de los cuencos tibetanos, que nos invitará a sanar, meditar y a relajarnos.

Apaga la luz del baño y envuélvete con la luz tenue de las velas para disfrutar de una ducha relajante para la que no tienes prisa. Enjabónate despacio con agua caliente, permítete unos segundos debajo del agua y termina la ducha con agua templada.

Siéntete relajada, siéntete plena, porque lo estás. Y lo que acabas de hacer es un regalo.

56. RITUAL DEL RUIDO VISUAL

Duración: 5 minutos.
Periodicidad: casi todas las noches o cuando lo sientas necesario.

Éste es uno de los rituales que van a hacer que te sientas mejor antes de irte a dormir y es muy sencillo y eficaz. Simplemente tienes que eliminar el ruido visual.

Normalmente, en casa todo tiene su lugar, así que será sencillo despejar rápidamente las superficies: el mueble de la televisión, la mesa del salón, la encimera de la cocina, el suelo, el sofá. Si la cocina está por recoger y estás muy cansada, **no importa.** Despeja simplemente la encimera.

Por último, un detalle que marca la diferencia: dobla las mantas y ahueca los cojines. Vas a dormir mejor, y eso no tiene precio. El autocuidado es hacerse la vida fácil para sentirse mejor por dentro y hacia fuera.

57. RITUAL PREVIO A IRSE A LA CAMA

Duración: de 30 minutos a 2 horas.
Periodicidad: todos los días.
Cuándo: 5 minutos antes de ir a la cama.
Qué necesito: ganas.

Mira en el espejo del baño tu espalda y observa tus hombros; estoy segura de que están curvados y echados hacia delante. Pon la espalda recta y gira tus hombros hacia atrás, sacando pecho. Seguramente hayas escuchado un crujido.

Ahora, en la misma postura, gira el cuello hacia la derecha y luego gira medio círculo hacia la izquierda. Recuerda mantener la espalda erguida y los hombros echados hacia atrás. Cierra los ojos y haz una respiración profunda: inspira 3 segundos por la nariz, espira 5 segundos por la boca. Dobla el cuello completamente hacia la izquierda, como queriendo apoyar la oreja sobre ese hombro y mantenlo ahí 5 segundos acompañándolo con tu respiración. Haz lo mismo hacia la derecha, yendo de izquierda a derecha haciendo medio círculo por delante.

Es el momento de descansar.

7.5 RITUALES PARA LA PARTE FÍSICA

Esta categoría gira en torno a unos valores y hábitos que intentaremos establecer en nuestras rutinas. Conócete a ti misma mediante:

- Buenos hábitos elementales
- Buenos hábitos, como cuidados y revisiones médicas

58. RITUAL PARA REVISAR TU PECHO

Duración: de 10 a 15 minutos.
Periodicidad: una vez al mes o cada trimestre.
Cuándo: después de la ducha.
Qué necesito: un espejo.

El cáncer de mama es el tumor más frecuente en las mujeres occidentales. Una de cada ocho mujeres padecerá cáncer de mama. Pero la buena noticia es que en los últimos años han aumentado un 30 por ciento los casos detectados y la supervivencia a este cáncer cinco años después de ser diagnosticado es del 90 por ciento. Por eso son tan importantes la autoexploración y las revisiones anuales.

El ritual de hoy tiene dos finalidades. La primera es que integres en tu rutina mensual un ritual en positivo para estar prevenida de esta causa. No hay que tener miedo al cáncer, sino usar todas las posibilidades y herramientas que tengamos para detectarlo a tiempo y poder actuar en caso necesario. La segunda es que integres entre tus rituales anuales visitar al especialista para que te revise sin excusas y sin posponerlo más.

1. Hoy, y una vez al mes, resérvate 10 minutos en el baño, pon una música relajante y ponte frente al espejo.

Los síntomas de alerta son los siguientes: asimetría, bultos externos o internos, erosión en la piel, endurecimiento o enrojecimiento, fluido desconocido y dolor. Por eso es tan importante que te conozcas y reconozcas ante el espejo, sin pudor. Esa preciosa mujer eres tú.

2. Pon los brazos pegados al cuerpo y después en jarra y busca bultos y anomalías tanto al tacto como en la imagen del espejo.

3. Levanta ambos brazos y observa si hay diferencias entre ambas mamas.

4. Imagina tu pecho en cuatro secciones y explora cada parte con la yema de los dedos desde el pezón hacia el exterior, intercalando una exploración profunda con una más superficial, llegando hasta la axila, una zona que también es importante.

5. Aprieta suavemente los pezones para comprobar si sale alguna secreción.

6. Sal del baño y termina la exploración repitiendo los movimientos anteriores tumbada en la cama apoyando la espalda en una almohada.

7. Pide una cita para hacerte una mamografía y anótalo para hacerlo de forma periódica. Si este tipo de revisiones la haces siempre el mismo mes cada año, es muy probable que no lo olvides y ganes tranquilidad.

Estoy segura de que uno de los motivos por los que estás dudando si llevar a cabo o repetir este ritual es por miedo. A mí también me ha pasado. Nos dan miedo las malas noticias, no queremos que nos pase nada malo, pero para evitarlo es mejor no esconder la cabeza, sino detectar y prevenir y, con este masaje y esta autoexploración mensual, nos estaremos regalando minutos de paz y probablemente alargando también nuestra vida.

59. RITUAL DEL SUELO PÉLVICO

Duración: 10 minutos.
Periodicidad: lo ideal, tres veces al día.
Cuándo: espaciar las tres veces; lo ideal, por la mañana, al mediodía y antes de acostarte. Si sólo lo haces una vez, que sea a primera hora o a última hora del día.

Sé que, *a priori*, comprometerte a realizar ejercicios Kegel tres veces al día partiendo desde cero es quizá una utopía, pero todo es comenzar y hacerlo una vez al día o a la semana es mejor que nada.

Los ejercicios de Kegel consisten en contraer y relajar de forma voluntaria los músculos del suelo pélvico para fortalecerlos. Puedes comprobar si lo haces correctamente introduciendo un dedo en tu vagina y contrayendo los músculos para notarlo.

Como primera toma de contacto, túmbate con las rodillas flexionadas y la vejiga completamente vacía. Ahora, respirando normal, contrae la musculatura del suelo pélvico como cuando vas al baño y cortas la orina; mantén esa contracción durante 10 segundos y relaja. Repite al menos diez veces. A medida que incorpores esta práctica a tu rutina, podrás incorporar otras posturas.

Te animo a que, tengas la edad que tengas y hayas tenido hijos o no, cuides de tu suelo pélvico, el gran olvidado, pues hacerlo conlleva grandes beneficios: mejorar la incontinencia, evitar prolapsos y mejorar la salud sexual y el placer que sentimos. Todo son ventajas por muy pocos minutos al día.

60. RITUAL PARA AGENDAR EL GINECÓLOGO, EL FISIO, EL DENTISTA, EL PODÓLOGO, UNA ANALÍTICA...

Duración: de 5 a 10 minutos.
Periodicidad: según tu calendario de revisiones.
Cuándo: esta misma tarde.
Qué necesito: tu móvil o una agenda.

No sabes lo importante que es que lleves al día tu salud. Anota en tu agenda qué parcelas de tu salud necesitas tener más al día y qué te duele, molesta o suele ser tu talón de Aquiles.

Haz una pequeña lista. Anota también qué revisiones tienes que realizarte cada año y cuáles tendrás que comenzar a hacer en breve. Si es posible, anota en qué fecha te hiciste la última y cuándo fue la última vez que visitaste a tu médico de cabecera y para qué.

Quizá te sea más sencillo si dedicas un mes en concreto (éste mismo) para todas las revisiones. Si consigues llevar a cabo en una misma semana o cada miércoles del mismo mes todas las revisiones, será un éxito. Así, cuando llegue al año que viene, sabrás que toca la «puesta a punto».

Agenda hoy tu cita pendiente con el ginecólogo y pide una analítica. Aprovecha que la tienes próxima para ir anotando en una pequeña lista todas aquellas dudas que puedan ir surgiéndote hasta la cita.

61. RITUAL AL AIRE LIBRE: ATARDECER

Duración: de 5 a 10 minutos.
Periodicidad: una vez a la semana.
Cuándo: esta misma tarde.

Todos los días sale el sol y todos los días se pone. Ver el atardecer es una oportunidad de conectar contigo y con los elementos. Este ritual consiste en darnos esa oportunidad, ver el atardecer es la excusa.

Averigua la hora aproximada en la que el sol se pone y decide desde qué lugar vas a verlo desaparecer hoy. Si es posible, al aire libre mejor.

Trata de reservarte los minutos suficientes para acompañarlo hasta el final y conecta con él sintiendo los últimos rayos del día llegando hasta ti, sobre tu piel.

Simplemente observa cómo la vida en forma de sol no se detiene, ahora se oculta para nosotros y se muestra a la otra mitad del mundo.

Disfruta de este momento para ti, el atardecer es un regalo que puedes darte todos los días.

62. RITUAL AL AIRE LIBRE: CAMINA DE MANERA CONSCIENTE

Duración: al menos 20 minutos.
Periodicidad: al menos una vez a la semana.
Cuándo: por las tardes.
Qué necesito: ropa cómoda.

Te animo a caminar por el placer de mover tu cuerpo y sentirte viva. Es muy importante moverse todos los días, cuidar de nuestro cuerpo y darle siempre lo que necesita.

El ritual de hoy consiste en caminar de manera consciente. Por tanto, no es ponerte a caminar sin más, es mucho más, es sentirte conectada y curiosa con tu propio cuerpo en cada paso.

Necesitas al menos unos 15 minutos para completar esta práctica, para hacerlo de forma más íntima y segura y poder concentrarte en ti misma. Este ejercicio no comenzará cuando salgas de casa, sino cuando llegues a un jardín, una senda o un paseo donde ya no tendrás que desplazarte, sino focalizar la atención en tu caminar.

Pon la vista al frente, separa las piernas a la altura de las caderas y siente el peso de tu cuerpo en tus pies, siente cómo pisas el suelo. Comienza despacio, sintiendo desde dentro como si pudieras observarte desde fuera, viendo cómo una de tus piernas se levanta, adelanta el pie y da el primer paso. Siente cómo, desde la punta de los pies hasta el talón, se va apoyando en el suelo muy lentamente y se hace cargo por unos segundos de todo el peso de tu cuerpo. Continúa con el otro pie, hazlo despacio, no hay prisa. Sigue caminando, siente tus caderas, el peso o la ligereza de tus brazos, el aire entrando en tus pulmones, el palpitar de tu corazón. Camina despacio y siente cada centímetro de piel.

Con toda tu atención centrada en tu cuerpo, no han existido problemas, frustraciones ni exigencias. Tu cuerpo te ha demostrado que te necesita tanto como tú a él y que una cita juntos todos los días es el mejor regalo para alargar vuestro vínculo.

63. RITUAL AL AIRE LIBRE: NATURALEZA

Duración: de 20 minutos a 2 horas.
Periodicidad: una vez a la semana.
Cuándo: esta misma tarde.
Qué necesito: ganas.

Somos una especie que está más conectada a la naturaleza de lo que nuestro ritmo de vida, nuestros trabajos y nuestras obligaciones nos permiten apreciar en el día a día, lo cual es una pena y resulta muy perjudicial para nuestra salud mental y emocional, además de la física. Por eso, es necesario sentir de nuevo la naturaleza, respirar aire puro, silencio y tranquilidad, aunque sólo dure unos minutos. Recuerda, mejor unos minutos que nada.

Hagámoslo fácil. Vivas donde vivas, visualiza la parcela de naturaleza más cercana y apetecible que tengas. Si puedes ir a pie, muchísimo mejor. Puede ser el mar, el paseo marítimo, una gran arboleda, una senda, una colina, una alameda, donde predominen los elementos naturales y escaseen los coches, el ruido y las prisas. Ve hacia allí vestida con ropa cómoda.

Siente a medida que te acercas que ahí vas a respirar, ahí vas a quitarte todo el peso porque en la naturaleza no necesitas nada, sólo a ti. Fuera preocupaciones, estrés, problemas y obligaciones. Pon tu mente en pausa durante el tiempo que te rodee la naturaleza.

Respira tan profundo por la nariz como tus pulmones te lo permitan. Inspira 3 segundos, espira por la boca 5 segundos. Escucha y aprecia los sonidos del entorno, las olas del mar, la brisa, los pájaros.

Mira a tu alrededor, percibe la inmensidad, observa el cielo, la tierra, los árboles, todo lo que te rodea. Repite tantas veces como necesites. Vuelve a casa manteniendo el mismo estado de paz…

64. RITUAL DE BELLEZA POR LA MAÑANA

Duración: unos 5 minutos.
Periodicidad: todos los días.
Cuándo: por la mañana.
Qué necesito: jabón suave, una toalla y tus productos (recomendados por un especialista).

Si hay algo más importante que empezar el día con buen pie, es hacerlo con buena cara. Una buena cara por la mañana no es aquélla que no tiene imperfecciones, sino aquélla que se cuida y a la que se le dedica tiempo. Nuestra cara refleja en gran parte cómo somos y cómo nos sentimos. Y cuando no tenemos tiempo, lo primero que hacemos es descuidarnos a nosotras mismas y a nuestra piel, una de las grandes olvidadas. Démosle aquello que necesita.

Por la mañana, limpia tu rostro con agua fría (o temperatura al gusto) y un jabón suave. Este paso es importante, necesitamos limpiar nuestra piel, aunque creamos que está limpia. A continuación, seca tu rostro a toquecitos con una toalla específica. Acércate al espejo y mírate un minuto detenidamente. ¿Cómo ves tu piel? ¿Cómo la sientes?

El orden en la aplicación de los productos es importante. Y por la mañana procederíamos de la siguiente manera:

- **Tónico.** Vaporizar una bruma dos o tres veces sería suficiente. (Opcional.)
- **Contorno de ojos.** La piel de tus ojos es más delicada y fina que el resto. En el caso de que te lo

apliques, hazlo con el dedo anular (que es el que menos presión ejerce) y a toquecitos. Si la crema del contorno la mantienes en la nevera, se descongestionará más la zona. (Opcional.)

- **Protección SPF.** Si de verdad quieres cuidar tu piel, has de aplicarte protección solar todo el año. Puede sustituir a la crema hidratante y puedes usarla antes del maquillaje si lo necesitas. (Obligado.)

Si sientes que los productos que almacenas no te representan, no te sientan bien, no huelen como a ti te gusta, ya llevan muchos meses abiertos o no los has usado porque no son para ti, **no lo pienses más**: deshazte de ellos.

Tu piel y tú ya estáis impolutas y radiantes para afrontar un nuevo y apasionante día.

65. RITUAL DE BELLEZA POR LA NOCHE

Duración: unos 5 minutos.
Periodicidad: cada noche.
Cuándo: al llegar a casa o antes de acostarte.
Qué necesito: jabón suave, toalla y tus productos (recomendados por un especialista).

Una buena rutina facial es un excelente ritual de autocuidado que, si lo hacemos cada noche, ayudará a nuestro cuerpo y a nuestra mente a bajar el ritmo. Si dedicas 5 minutos a disfrutar este ritual facial nocturno, vas a dormir y despertar mejor y tu piel lo va a reflejar y agradecer.

Después de un largo día, nuestro rostro merece un respiro, por lo que procedemos a limpiarlo con agua templada y un jabón suave, dando un suave masaje circular en la frente, las mejillas, el mentón, la barbilla, la nariz y los ojos. Posteriormente, con una toalla específica para la cara, la secaremos suavemente con toquecitos, también el cuello y las orejas.

En tu ritual de noche, procede en el siguiente orden (recuerda que el orden en la aplicación es importante):

- **Tónico.** Vaporizar una bruma dos o tres veces sería suficiente. (Opcional.)
- **Contorno de ojos.** La piel de tus ojos es más delicada, requiere un cuidado específico. Te sugiero usar una crema nutritiva y sólo en la zona de la ojera, sin que sea necesario repasar todo el contorno. Aplícalo a toquecitos con el dedo anular, que ejerce menos presión. (Opcional.)
- **Retinol.** Es el activo cosmético tópico que más estudios tiene y que posee las cualidades de atenuar el envejecimiento de nuestra piel y manchas, unificando el tono y reduciendo el tamaño de nuestros poros. Asesórate y averigua cuál es el mejor para ti y tu piel. (Opcional.)
- **Hidratación.** El principal componente de nuestro cuerpo es el agua y nuestra piel necesita ser hidratada tópicamente. Aplica una pequeña cantidad de hidratante y siempre en sentido ascendente para ayudar a la piel a mantenerse tersa. (Casi obligado.)

- **Sérum de pestañas.** Para favorecer su crecimiento y su espesor. (Opcional.)

Si sólo puedes realizar una cosa en tu ritual de belleza nocturna, sin duda tendrías que optar por la limpieza, porque es fundamental para que nuestra piel pueda respirar y regenerarse a lo largo de la noche y mantenerse con buena salud el máximo tiempo posible.

Si logras limpiar tu piel todas las noches, siéntete orgullosa de no renunciar a este mínimo de autocuidado tan gratificante.

66. RITUAL DE EXFOLIACIÓN

Duración: 10 minutos.
Periodicidad: una vez al mes.
Cuándo: en un momento de tranquilidad.
Qué necesito: azúcar, aceite y agua.

La propuesta de ritual de hoy es un exfoliante casero unidosis, aplícatelo para regalarte 15 minutos de tranquilidad mientras desarrollas todo el ritual. Una exfoliación periódica es uno de los rituales más beneficiosos para la piel, ya que nos ayuda a limpiar los poros y a retirar las células muertas de la piel.

Para elaborar el exfoliante más sencillo, puedes utilizar dos ingredientes que ya tienes en casa.

- **Mezcla bien en un pequeño bol tres cucharadas de azúcar y dos de aceite.**

- Aplica con la yema de los dedos una fina capa en círculos ascendentes.
- Déjalo actuar unos minutos y retira con abundante agua tibia.
- Seca tu rostro con una toalla limpia a toquecitos, sin arrastrar.

Si tienes alguna patología especial en tu piel (dermatitis, acné o rosácea), quizá sea mejor que uses un exfoliante especialmente adaptado y no optes por la versión casera.

67. RITUAL DE MANICURA

Duración: 10 minutos.
Periodicidad: al menos una vez al mes.
Qué necesito: tijeras de manicura o lima, palo de naranjo, alicates, exfoliante y/o crema hidratante.

El momento ideal para realizar este ritual es después de una ducha, para que tus manos y tus uñas estén perfectamente limpias y se ablanden las cutículas. Si no, deberás dejar en remojo tus manos en un recipiente con agua tibia durante 5 minutos. Mantener tus manos ocupadas será genial para centrarte en lo que estás realizando, un momento de autocuidado.

Una vez hayas secado tus manos con una toalla limpia, usa una nuez de exfoliante o crema hidratante, empezando por la parte de arriba, despacio y masajeando a continuación cada uno de tus dedos, la palma, la muñeca y el antebrazo. Hazlo observando cada línea, cada particularidad de tus manos. Si has usado exfoliante, retíralo con una toalla húmeda y templada. Si has optado por la crema hidratante, espera su absorción completa.

A continuación, repasa cada una de tus uñas, si eres mañosa utiliza las tijeras manteniendo una forma uniforme; si no, hazlo con la propia lima.

68. RITUAL DE PEDICURA

Duración: 15 minutos.
Periodicidad: al menos una vez al mes.
Cuándo: después de la ducha.
Qué necesito: un barreño, agua, sal, unas tijeras y demás instrumentos de pedicura que suelas usar.

Empieza este ritual hoy para darle la importancia que se merece a nuestros pies, esa parte del cuerpo que también olvidamos. Mereces unos pies sanos y bonitos que no duelan, que te permitan recorrer el mundo si lo deseas, irte de ruta o pasear por la orilla del mar. Mereces mimar tus uñas, cortarlas adecuadamente y desprenderte de las durezas porque lo que mereces es suavidad.

- Sumerge ambos pies en un barreño de agua tibia y sal y relájate al menos 10 minutos.
- Sería ideal que aproveches este momento para despejar tu mente o leer, sin usar tu teléfono móvil ni tenerlo a mano.

- Con una toalla limpia, seca tus pies con mimo, corta tus uñas, elimina las durezas y aplica una crema hidratante haciendo un masaje relajante que permita a la crema absorberse.
- Procura reaplicar crema hidratante cada vez que te duches o al menos una o dos veces por semana. Con mimo, con calma y dando las gracias por todo lo que te permiten hacer tus pies.

69. RITUAL DE LA DUCHA FRÍA

Duración: 5 minutos.
Periodicidad: lo ideal, todos los días.
Cuándo: en la ducha.

Se ha comprobado que un alto porcentaje de personas que realizan esta práctica o ritual a diario han reducido considerablemente las veces que caen enfermas y causan baja en el trabajo. Nadie quiere enfermar y, si este ritual nos ayuda, ¿por qué no probarlo? Sólo necesitas 30 segundos de agua fría al final de la ducha que te des hoy.

El cambio de temperatura produce un *shock* en el torrente sanguíneo que estimula a las células que ayudan a combatir infecciones y otras patologías como resfriados. Y no sólo eso, el agua fría tersará tu piel, mejorará tu circulación, reducirá el tamaño de tus poros y no le restará el brillo natural a tu cabello como sí puede hacerlo el agua muy caliente. Además, podrás comprobar por ti misma, que, si lo haces de forma regular, no te resultará tan desagradable e incluso te mejorará el ánimo porque te dará un chute de energía. Así que pasa del agua caliente al agua tibia y, antes de finalizar tu ducha, pon el agua fría. Puedes hacerlo de dos formas:

- **Comienza de abajo arriba haciendo hincapié en tus piernas de forma ascendente, aliviará la pesadez y tu circulación se activará.**
- **Comienza colocando directamente el chorro sobre tu cabeza y dejando que el agua recorra todo tu cuerpo.**

Pruébalo y anota cómo te sientes.

70. RITUAL DE AGUA EN AYUNAS

Duración: 2 minutos.
Periodicidad: todos los días.
Cuándo: nada más levantarte.
Qué necesito: un vaso y agua.

El ritual de hoy te ayudará a tomar consciencia de lo sencillo que puede llegar a ser cuidarse, con un pequeño gesto a veces logras una gran diferencia. Este ritual consiste en beber un gran vaso de agua en ayunas.

Nada más levantarte, ve a la cocina y toma un gran vaso de agua a temperatura ambiente. Acompáñate de pensamientos que te conecten con la acción que estás realizando, hidratarte, pensar en ti, en tu salud y, en definitiva, cuidarte.

No olvides que estamos compuestos en un 75 por ciento de agua, por lo que es un elemento vital. Con este vaso de agua en ayunas facilitamos la eliminación de toxinas, aumentamos el flujo sanguíneo y se acelera el metabolismo, además de favorecer la luminosidad y elasticidad de nuestra piel, que es en gran parte nuestra carta de presentación al mundo.

Te animo a que, desde hoy, cada mañana, hagas este pequeño ritual, en silencio y a solas. ¡A por ello, te espera un gran día!

71. RITUAL SALUDABLE: HIDRATACIÓN DIARIA

Duración: todo el día.
Periodicidad: todos los días.
Qué necesito: una botella de agua.

Siempre cateamos en esta asignatura. De hecho, suele ser siempre el primer ritual y hábito que retomo cuando quiero cuidarme y sentirme mejor por dentro y por fuera. El agua es vida y la necesitamos en abundancia. Si eres como yo y sueles fallar a la primera de cambio y olvidas que para vivir adecuadamente hay que hidratarse, éste puede ser tu ritual de cabecera.

El único objetivo de hoy es facilitarte al máximo que bebas agua, por lo que te animo a que tengas a mano una botella sólo para ti. Ponle tu nombre o, ya que estás, compra una botella bonita para mañana, de al menos un litro, con el color que más te guste y, si es posible, que marque el contenido del líquido en su interior.

Este ritual consiste en preparar por la mañana tu botella de agua y retarte a ti misma a que te acompañe todo el día, vayas adonde vayas, y a que bebas un gran trago (o varios) cada pocas horas. A mí siempre me sirve ponerme una hora tope para beberme la botella completa y tener así casi logrado mi objetivo cuando aún queda toda la tarde por delante.

Beber agua mejora tu sistema inmunológico, te permite ir más al servicio y depurar así todas las toxinas necesarias. También mejora tu digestión y el posible estreñimiento. Tu piel mejora su elasticidad y repone tejidos gracias a la hidratación. Ayuda también a suavizar la odiada celulitis.

Si te apetece, para motivarte a lograrlo, puedes poner distintos mensajes en la botella en etiquetas que te ayudarán a visualizar distintos hitos: toxinas eliminadas, piel más lisa, sistema inmune al día, digestión ligera y, al final, perseverancia intacta.

Cuando termine el día, quizá hayas tenido que rellenar tu botella y eso es otro segundo logro más. Siéntete orgullosa, estoy segura de que te sientes más motivada y ligera, con ganas de hacerlo de nuevo mañana y, así, todos los días, convirtiendo tu botella de agua en algo inseparable. Yo ya relaciono a mi botella de agua con el mensaje «Me estoy cuidando» y no quiero dejar de hacerlo.

72. RITUAL SALUDABLE: RELACIÓN CON LA COMIDA

Duración: 10 minutos.
Periodicidad: cada mes si es necesario.

Todas en algún momento de nuestra vida hemos tenido un conflicto con la comida y eso nos ha podido desestabilizar a nivel físico y emocional. Lo que deberíamos comer, lo que realmente nos apetece, lo que nuestro cuerpo espera que comamos, lo que es siempre saludable y lo que es tremendamente insano y está por todas partes. Hay algunas cosas contra las que no podemos luchar solas, pero este ritual nos ayudará a desterrar aquí y ahora las creencias limitantes y negativas que tenemos con la comida.

Probablemente, no será fácil despojarte de todos los mensajes que has ido escuchando e interiorizando sobre algunos alimentos y sobre tu cuerpo, si es normativo y socialmente aceptado o si no lo es. Todo es cuestión de empezar, no querer cambiar al resto, tampoco cambiar tú, sino revisar y mejorar si es necesario tu relación y la realidad que existe con tu alimentación, que es una necesidad básica y elemental de cualquier ser humano. Desde hoy y desde ahora pon atención a tus pensamientos y, lo más importante, a cómo te hacen sentir. Nuestro cuerpo ha de nutrirse y nosotras debemos percibir la comida como algo normal, placentero y saludable. Sin culpa y sin sufrir en el proceso. Sé que resulta más fácil leerlo que hacerlo.

¿Y si sólo mantenemos el equilibrio? ¿Sabemos lo que es saludable y lo que no? ¿Sabemos poner límites a lo que no es sano?

La vida no es lo que pasará mañana, la vida es lo que hacemos cada día, y, si durante el 80 por ciento del tiempo eliges alimentos saludables, también podrás comer alimentos que no lo son, porque no serán la norma, sino la excepción.

Qué debemos tener en cuenta:

- Que lo que te haga renunciar a algo no sea tu cuerpo.
- Que tu meta no sea perder kilos, sino cuidarte.
- Que mientras comas no estés pensando en cómo compensarlo o quemarlo.
- Que disfrutes de cada bocado, como debe ser.
- Que comas cuando tengas hambre.
- Que no comas si no tienes hambre sólo porque toca o lo hacen los demás. Ser consciente y consecuente con todo esto es autocuidado.

73. RITUAL DE *BATCH COOKING*

Duración: de 30 minutos a 2 horas.
Periodicidad: una vez a la semana.
Cuándo: esta misma tarde o el domingo (con la compra hecha previamente).
Qué necesito: ganas.

Autocuidado es alimentarte bien y planificarlo para no tener que improvisar. Si no has probado el *batch cooking* y aunque odies la cocina como yo, te animo a probarlo, aunque sólo sea para decidir una vez qué vas a comer a lo largo de toda la semana. Sólo por eso merece la pena.

Necesitarás programar una tarde o una mañana para destinarla a este ritual, que nos va a facilitar el resto de la semana con la satisfacción de cocinar sencillo, rico y saludable. El tiempo ahorrado podemos convertirlo en un tiempo distendido en pareja o con amigos, desperdiciando también menos comida, aunque *a priori* pueda parecer lo contrario.

Propuesta de menú *batch cooking*:

- **Elige dos tipos de carne.**
- **Elige dos tipos de pescado o marisco.**
- **Elige al menos un tipo de legumbre seca o de bote.**
- **Haz una lista de vegetales de temporada.**
- **Elige cereales y tubérculos.**

Trasládalo a un *planner* mensual partiendo de los alimentos que ya tengas en casa, los que puedas ir a comprar antes de comenzar y guiándote por los platos que ya formen parte de tu día a día. Por ejemplo:

Lunes – Lentejas – ¿Qué tengo? ¿Qué necesito?

Martes – Pollo – ¿Qué guarnición? ¿Qué tengo? ¿Qué necesito?

Cuando hayas terminado de plantearlo, podrás agendarlo y planificar la compra y el cocinado que te resuelva a ti y tu familia una semana completa, dándote una gran dosis de **paz mental**.

74. RITUAL DE PLATO DE HARVARD

Duración: de 15 a 30 minutos.
Periodicidad: todos los días.
Cuándo: al menos en el almuerzo.
Qué necesito: la compra hecha.

Alimentarse de forma saludable debería ser parte de nuestra vida y de nuestro autocuidado diario. El estrés, la rutina o la falta de tiempo nos impiden cuidarnos en este sentido, por eso, te presento para este ritual el conocido plato de Harvard, que no es más que una guía simple y sencilla que nos indica qué debemos comer y en qué proporciones para repartir adecuadamente los nutrientes a lo largo del día, con el fin de procurarnos una buena salud y evitar la aparición de la diabetes, algunos tipos de cáncer o enfermedades cardiovasculares.

El ritual de hoy consiste en planear y ejecutar un plato de Harvard y, si es posible, y nos apetece, plantearlos para el resto de la semana.

- 1/2 del plato: vegetales, cuanto más variados, mejor. Preferiblemente de temporada. Condimenta con especias si lo necesitas y prescinde de la mantequilla, optando siempre por el aceite de oliva virgen extra. Recuerda: cuanto más color, más nutrientes.

- 1/4 del plato: hidratos de carbono complejos (es decir, integrales): arroz, pasta. También se incluye aquí la patata y el boniato.
- 1/4 del plato: proteínas: priorizando el pescado, huevos, aves, legumbres o proteína vegetal y reduciendo la carne roja a un consumo ocasional.

Recomendaciones generales:

- El agua debe ser nuestra bebida principal.
- Opta por el cocinado más sencillo y saludable (vapor, cocción, horno...).
- Trata de evitar las carnes procesadas como embutidos, beicon, etcétera.
- Haz uso de grasas saludables como el aguacate y los frutos secos.

Porque el autocuidado es elegir qué comemos, cómo lo disfrutamos y pensar también en que nuestro disfrute nos mantenga con buena salud.

75. RITUAL DE LA DIETA EQUILIBRADA

Duración: de 30 minutos a 2 horas.
Periodicidad: una vez a la semana.
Cuándo: por la tarde.
Qué necesito: una libreta y un bolígrafo.

Continuando con el ritual del plato de Harvard, otro ritual de autocuidado que nos va a permitir mantenerlo en el tiempo es elaborar un menú sencillo de platos que nos ayuden a tener una vida saludable, sin dejar de comer rico. Pensar en qué comer o cenar no puede convertirse en un suplicio porque es realmente importante saber qué nos llevamos finalmente a la boca durante los 365 días del año. Tanto como si cocinar es tu fuerte como si no, te animo a que realices este ritual y busques así la forma más sencilla y práctica de organizar esta parcela tan importante de nuestras vidas: la alimentación.

Sería ideal que todos los adultos de la casa se unieran en este ritual. Hagamos de este rato un momento agradable, relajado y motivador. Pon música ambiente, coge tu libreta y pasad a la acción haciendo una lluvia de ideas de todos los platos que soléis comer habitualmente. Ésos serán vuestros básicos.

A partir de la lista anterior, con los productos de temporada, podréis incorporar alimentos nuevos a platos sencillos. Por ejemplo, si soléis usar el arroz como guarnición a menudo, podréis sustituirlo por boniato o cambiar el tipo de arroz por integral o mezclarlo con uno salvaje.

Una vez tengamos el menú establecido, podemos asignar los platos habituales a un día fijo del mes y así «no pensar demasiado». Porque autocuidarnos es ponernos la vida fácil y planificar un menú ayuda muchísimo. Y no olvidemos que es una planificación abierta, que podemos mover o modificar. Sólo busca simplificarnos la vida para poder dedicarnos a algo que nos guste o motive más.

76. RITUAL DE INTRODUCCIÓN A LOS HIPOPRESIVOS

Duración: al menos 10 minutos.
Periodicidad: todos los días.
Cuándo: nada más despertar y en ayunas.
Qué necesito: saber hacer la respiración diafragmática (la que se hace en pilates) y la succión abdominal de los órganos.

De la mano de Inma Leal, te propongo esta introducción a los hipopresivos para fortalecer el abdomen y el suelo pélvico. Este ritual se realiza principalmente con una respiración diafragmática que trata de sacar la presión del aire del cuerpo y estirar el diafragma separando las costillas entre sí, activando la faja abdominal que permanecerá lo más estirada posible.

Antes de levantarte, recostada cómodamente en la cama o en el suelo sobre tu espalda, flexiona las rodillas y apoya bien las plantas de los pies. Lleva las manos por debajo del pecho y ponlas encima de las costillas para sentir mejor su movimiento de apertura y cierre. Localiza bien el movimiento de apertura para poderlo reproducir sin aire en los pulmones.

Haz dos respiraciones (inhalando por la nariz a la vez que abres tus costillas y exhalando por la boca), llegando en la tercera exhalación al hipopresivo tras haber sacado todo el aire de tus pulmones. Mantén el aire a la vez que cuentas mentalmente hasta siete y repite el mismo ejercicio diez veces.

Cambia la postura, estirando las piernas y cruzando un pie por encima del otro. Pon los brazos estirados por encima de la cabeza para alargar mucho la faja abdominal. Haz diez hipopresivos en esta postura, descansando entre uno y otro en caso de que te molesten los hombros. (Dos respiraciones y en la tercera un nuevo hipopresivo hasta completar los diez.)

Una vez termines esta serie de respiraciones, tu estado físico, mental y emocional habrá mejorado notablemente y los movimientos con el diafragma que has realizado te darán la energía suficiente para afrontar el día.

77. RITUAL DE INTRODUCCIÓN AL YOGA FACIAL

Duración: al menos 10 minutos.
Periodicidad: todos los días.
Cuándo: antes de acostarte.
Qué necesito: crema o aceite facial que uses habitualmente.

De la mano de Inma Leal, te traigo este ritual de belleza llamado yoga facial, una técnica especifica de masaje facial que desinflama, reduce bolsas y ojeras, potencia los efectos de tu rutina cosmética, favorece la elasticidad y la firmeza de la piel prolongando la juventud de tu rostro. También fortalece y tonifica la musculatura facial, estimula la producción de colágeno y elastina, oxigena el rostro, mejora el dolor de cabeza, las migrañas y jaquecas y equilibra el sistema nervioso y endocrino. Sólo necesitas 10 minutos y ser constante. Puedes introducirte en esta práctica con los siguientes ejercicios:

1. Tras la limpieza del rostro y escote, despeja este último y aplica el sérum, aceite o tu crema favorita sobre tus manos y frótalo hasta calentarlo. Como primer paso, desliza con fuerza tu dedo pulgar izquierdo desde el centro de tu esternón hacia tu lado derecho de forma ascendente. Repite varias veces en el mismo sentido. A continuación, usa tu pulgar derecho y realiza el movimiento hacia el lado contrario, el izquierdo, también ascendente.

2. Ahora drena toda la zona del cuello pasando la mano (mano izquierda sobre hombro derecho y viceversa) completamente desde la parte alta del cuello hacia el hombro a la vez que ejerces una ligera presión hacia afuera sobre la clavícula.

3. Por último, desliza suavemente el dedo índice (usa el anular si imprimes mucha fuerza con el índice) de ambas manos a través de tus cejas desde el nacimiento hasta el extremo. Sigue deslizando tus dedos por el hueso de la cuenca situado en la ojera llegando a la zona del lagrimal. Desliza de nuevo hasta la cola de la ceja y llega a la sien.

Repite tres veces. Comienza a notar cómo tu rostro se relaja y tu piel se ve más luminosa.

7.6 RITUALES PARA LA PARTE SOCIAL

Estos rituales giran en torno a unos valores y hábitos que intentaremos establecer en nuestras rutinas. Conócete a ti misma mediante:

- Relaciones (fluye con tus vínculos)
- Pasión y placer
- Buenas prácticas (la gratitud, el altruismo o la empatía)

78. RITUAL DE DÉTOX DIGITAL

Duración: de 5 a 30 minutos.
Periodicidad: una vez cada seis meses.
Cuándo: esta misma tarde.
Qué necesito: tu móvil.

Al igual que el ritual de détox digital que llevaste a cabo en el plan de 21 días, hoy centraremos nuestro détox en las redes sociales. Autocuidado es elegir en qué empleamos nuestra atención y nuestro tiempo y darnos para ello la oportunidad de despegarnos de las redes sociales y adquirir nuevos hábitos, despacio, pero manteniéndolos en el tiempo.

Para comenzar, te animo a que hagas lo siguiente:

- Elige un momento del día en que puedas sentarte en el sofá con una intención muy concreta, que no será perder la noción del tiempo haciendo *scroll*. Dedica unos minutos a dejar tu móvil visualmente limpio y ve un poco más allá:
- Elimina aplicaciones del móvil que no utilices (sin miedo, siempre podrás volver a descargarlas si las necesitas).
- Elimina las notificaciones que salen en tu pantalla, no necesitas que el móvil te avise de cada novedad. En realidad, sólo necesitas saber cuándo te llaman. Lo demás nunca es urgente, ¿verdad?
- Comienza a eliminar cuentas y contactos que no te hagan sentir bien ni te aporten nada, puedes empezar por tu agenda o por la red social que más uses. Es importante tener en cuenta cómo te hacen sentir y no pensar en lo demás. Ve despacio y no tengas prisa, puedes terminar hoy de hacer esa limpieza o seguir mañana. La decisión ya está tomada.
- Borra todo lo que no te haga falta, empezando por limpiar tus conversaciones de WhatsApp.

Comienza ahora y empieza a notar los cambios. Date permiso para desprenderte de tu móvil, que no te acompañe a todos lados y haya zonas en tu casa donde puedas estar sin él. Búscalo cuando realmente lo necesites.

Autocuidado

Acciones para mejorar tu détox digital

Reto: 1 finde al mes completo sin móvil	Habilita un sitio para que el móvil descanse	Analiza cómo te sientes con el móvil y con el détox
Zonas prohibidas con el móvil en casa para todos	Elimina conversaciones, aplicaciones	Haz sólo fotos útiles y borra las demás
Si tienes capturas con info, pásalas a tu libreta	1 vez/semana: limpieza digital: domingos 10:00	No pantallas desde las 20:00
Silencia tus correos electrónicos	Usa un mail para todo el spam	No pantallas antes de las 9:00

79. RITUAL DE PELUQUERÍA POR PLACER

Duración: 1 hora.
Periodicidad: al menos una vez al mes o al trimestre.
Cuándo: cualquier día.
Qué necesito: localizar una peluquería en la que te apetezca entrar.

No sé cuántas veces al mes, al año o al lustro vas a la peluquería, lo cierto es que yo he estado años sin ir y recientemente fui por placer. Lo considero un ritual que todas deberíamos hacer al menos una vez al trimestre, si es que no nos da la vida para que sea cada mes. No hace falta que nos retoquemos el corte… o sí. Tú decides. Sin embargo, es superplacentero que te mimen con algo tan del día a día y a lo que no dedicamos el tiempo suficiente para disfrutar. Hoy es el día de probarlo y hacer este ritual.

- Tienes dos opciones. Elige una peluquería de tu ciudad, donde normalmente no te plantearías ir por su elevado precio, pero que sabes que tiene un gran servicio. Pide cita únicamente para lavar (y secar o peinar, tú decides). O elige una peluquería de tu barrio donde sepas que vas a estar tranquila y a gusto. Incluso te animo a probar las escuelas de peluquería, porque lo importante no es el precio, sino crear un plan sencillo pero muy placentero.
- Explica lo que necesitas: «Quiero un lavado y masaje de cabeza con todos los extras para simplemente pasar un rato de autocuidado. Quiero que me mimen». Si lo explicas, verás cómo empatizan contigo y tus necesidades y te dan un trato incluso mejor. Es una maravilla, simplemente, disfrútalo.
- Deja el móvil en el bolso y céntrate en estos minutos de autocuidado que pasarán más rápido de lo que nos gustaría.
- Si te ha sentado bien, deja agendada una próxima visita, tú decides cuándo.

80. RITUAL PARA SENTIR EL PLACER

Duración: al menos 10 minutos.
Periodicidad: siempre que te atrevas a sentir.
Cuándo: hoy mismo.

Este ritual es sólo un recordatorio para que incorpores el placer a tu día a día tan a menudo como te sea posible y te apetezca. Tanto si ya practicas sexo de forma regular como si lo tienes totalmente olvidado, alcanzar un orgasmo (o tantos como puedas) reporta demasiados beneficios como para no darle la importancia vital que realmente tiene. No tienes por qué limitar tus orgasmos a tener sexo ocasional o en pareja. También puedes sentir mucho placer con la masturbación, pues masturbarnos nos ayuda a descubrir qué y cómo nos gusta y qué no, mejorando también, en consecuencia, nuestras relaciones.

Un orgasmo te hace sentirte poderosa, viva, reduce la sensación de estrés, oxigena tu piel, reduce la inflamación y los dolores menstruales y, además, libera hormonas y endorfinas que facilitan que durmamos y descansemos mejor.

Como a veces cuesta arrancar, te animo a que encuentres hoy el momento y te dejes llevar.

81. RITUAL DEL TIEMPO SOLA

Duración: desde una hora a un día completo.
Periodicidad: una vez al mes, preferiblemente.
Cuándo: esta misma tarde.

Este ritual puede ser realmente difícil de llevar a cabo, pero es altamente recomendable. Localiza un día de tu semana donde puedas «perderte» todo el día o la mayor parte. No lo descartes si sólo puedes disponer de un par de horas, también vale. Y plantéate un día guay contigo misma. Hay mil alternativas que pueden encajarte y que yo ahora mismo haría encantada.

- **Si tienes la oportunidad, date una vuelta por la biblioteca municipal de tu ciudad y coge un libro que te apetezca. Siéntate en un banco, una cafetería de esas bonitas, al borde de la playa o en un parque. Date permiso para hacerlo y disfrutarlo.**
- **Pasea al aire libre, por el campo o por el centro. Disfruta mirando a tu alrededor, al cielo, a los edificios, a los ventanales, los escaparates.**
- **Entra en una tienda de cosmética y prueba un nuevo perfume. Déjate aconsejar. No hace falta que compres nada.**
- **¿Qué me dices de comer en tu restaurante favorito con tu plato favorito y tu bebida favorita? No olvides que no tienes prisa, al menos no en este momento, y tienes un libro que te acompaña.**

Sigue diseñando planes hasta que te apetezca volver a casa. Quizá se te haga raro no hablar durante tanto rato o no preguntar al de enfrente qué quiere hacer o qué le apetece. Sí que es raro, pero qué gusto da a veces pensar solamente en una misma.

82. RITUAL DEL TIEMPO DE CALIDAD EN INTERNET

Duración: 10 minutos.
Periodicidad: todos los días.
Cuándo: preferiblemente por la mañana.
Qué necesito: tu móvil, tu libreta y un bolígrafo.

El ritual de hoy consiste en hacer tu propio ritual de la información y evasión en la red, poner un poco de orden y coherencia entre lo que necesitas y lo que realmente consumes. Como cuando mi padre cada mañana se levantaba, iba a por el pan, compraba tres periódicos y se sentaba a la mesa a leerlos y empaparse de los temas que le interesaban.

Este ritual no es para medir el tiempo que dedicas a estar conectada, sino para crear una pequeña rutina que te permita cubrir tus necesidades en la red y situarla en un momento del día que sea propicio para ello.

1. Anota en un papel qué usos le das al teléfono y qué aplicaciones, páginas, webs, blogs, *newsletters* o conversaciones tienes cada día.

Con este resumen has hecho una selección consciente de cuáles son tus preferencias, qué necesitas consumir y qué te es realmente útil. Todo lo demás es prescindible.

2. Ahora toca emplazar tu momento «Red útil». Por ejemplo, en el desayuno tienes 20 minutos «libres», después de comer o antes de cenar. Elige un momento concreto y consulta esa información totalmente centrada.

Cuando hayas terminado de mirar ese contenido, puedes aprovechar para actualizarte en WhatsApp, sin perderte por las redes sociales, porque ya has visto que realmente no te interesa nada más que lo que te has marcado.

Todo tiene más sentido ahora. Tener tu momento establecido para conectarte a lo que realmente te interesa hace que no estés pensando el resto del tiempo en lo que te estás perdiendo.

83. RITUAL DEL TIEMPO DE CALIDAD CON GENTE

Duración: 10 minutos.
Periodicidad: todos los días.
Cuándo: preferiblemente por la tarde o la noche.
Qué necesito: a esa persona.

Éste es uno de los rituales que más me gustan y que, sin embargo, menos hacemos hoy en día porque estamos distraídas, cansadas, estresadas y las obligaciones no cesan.

1. Conéctate de una vez por todas con esas personas que son importantes para ti y dedícales lo más valioso que tienes: tu atención y tu tiempo.

2. En este caso, no se trata de hacer nada especial, aunque eso sería maravilloso. Es estar únicamente

centrada en la persona que tienes delante con tus cinco sentidos.

3. Escucha, pregunta, cuenta, comparte, mira a los ojos y, aunque quizá no haya tiempo para sentarse en el sofá a charlar, ese momento y la conexión que estás creando ya son excelentes, enriquecedores y marcarán la diferencia en vuestro día. Y, sin duda, dedicar tiempo a una conexión auténtica con otro adulto con el que ya conectabas es autocuidado.

4. Además de mantener contacto visual, en la medida de lo posible y de lo que os apetezca, te animo a que establezcas también contacto físico, porque somos seres que necesitamos sentir al otro, su piel, su calor, su energía. Una caricia o un achuchón pueden resultar muy satisfactorios.

84. RITUAL DE FORMACIÓN

Duración: entre 20 y 40 minutos.
Periodicidad: al menos semanal.
Cuándo: cuando tu mente esté más despejada.
Qué necesito: tu ordenador y tu libreta.

¿Recuerdas la lista que te pedí que hicieras al principio del libro, después de hablar del propósito para explorar las cosas que te gustaban y tus pasiones? Por favor, vuelve a ella y valora qué te apetecería hacer ahora, en qué curso, mentoría o formación te sientes motivada a inscribirte. Quizá sea el momento de que, por placer o por crecimiento, ampliemos conocimientos en esa materia que nos apasiona. Un curso de automaquillaje o de alfarería. Una *masterclass* para comenzar un pódcast o sobre emprendimiento. Un máster para complementar lo que ya tienes. Lo que te apetezca y hasta ahora no te has atrevido a probar.

Escribe en una nueva hoja de tu libreta qué quieres hacer y por dónde vas a empezar: busca información, encuentra el lugar y la persona idónea, descárgate el contenido, programa cuándo le hincarás el diente y a por ello.

85. RITUAL DE FINANZAS

Duración: de 10 a 20 minutos.
Periodicidad: una vez cada 6 meses.
Cuándo: esta misma tarde.
Qué necesito: tu móvil, tu libreta y un bolígrafo.

Estamos empezando a darnos cuenta de que las finanzas no corresponden sólo a los gastos que tenemos ni es sólo ese dinero que puedes gastar y malgastar sin pensar en él. Dedicar tiempo a las finanzas personales nos da claridad y paz mental, ya que nos permite gestionar y organizar nuestros recursos económicos. Usando el asesoramiento y las herramientas adecuadas podremos optimizar nuestro dinero, mejorando exponencialmente nuestra vida e incluso nuestro estado de ánimo.

Para ello, te propongo que comencemos por el principio y transcribas tu situación global, ésa que solemos llevar en el banco y miramos por encima además de todo lo que gestionamos y gastamos en mano. Con el conocimiento y el control sobre algo tan básico sentiremos que estamos tomando las riendas para mejorar nuestra vida, y eso es autocuidado.

Si vives en familia, sería maravilloso que os sentarais juntos, anotarais todo y lo miraseis detenidamente. Estoy segura de que sacaréis muchas conclusiones positivas.

Pon tu situación económica global visible y medita sobre qué has hecho bien hasta la fecha y qué puede mejorar. El próximo día será el momento de tomar decisiones que te acerquen más a qué es lo que realmente necesitas y qué no.

86. RITUAL DE CREMA Y PACIENCIA

Duración: 5 minutos.
Periodicidad: todos los días.
Cuándo: por la mañana y tantas veces como sea necesario.
Qué necesito: un bote pequeño y transparente tamaño viaje que encontrarás en cualquier supermercado, tres gotas de aceite de oliva virgen extra, tu crema hidratante, una etiqueta y un bolígrafo.

Nuestra paciencia suele escasear, pero tengo la fórmula mágica y el ritual perfecto para crear más. Yo necesito recargar la paciencia todos los días, por eso, hago una práctica muy sencilla que te llevará pocos minutos y a mí al menos me resulta efectiva. Aunque no hay nada infalible, debes poner un poco de tu parte.

1. **Rellena el bote por la mitad con tu crema hidratante y añade 3 gotas de AOVE. Mezcla.**

2. Pon el nombre a la etiqueta de esta fórmula: paciencia. Cada mañana y cada noche, aplica la cantidad equivalente a una canica por tus muñecas, haciendo círculos hasta su completa absorción, mientras lo acompañas con una respiración profunda y pausada.

Debes realizarlo estando lo más concentrada posible. Estás absorbiendo paciencia y notando cómo tienes, al menos, la disposición de tener más.

3. Reaplica cuando lo necesites.

87. RITUAL DE LA PLANTA

Duración: 5 minutos. El primer día algo más.
Periodicidad: una o dos veces a la semana.
Cuándo: ahora.
Qué necesito: una planta.

Haz tu casa más bonita, más natural, más vital y humana comprando o cuidando una planta. Aunque ya tengas una, esta nueva planta será el indicador de tu autocuidado y se llamará como tú.

Da un paseo por un vivero para decidir qué tipo de planta comprar. Elígela bonita, como tú. Pide consejo sobre ubicación, agua y los cuidados necesarios. Agéndalo en tu *planner*, como si de una relación se tratara, y no te saltes ni una cita.

Crea tu propio ritual, llena la regadera a la temperatura adecuada, vierte el agua con mimo, habla con ella. Esta planta te necesita, pero tú también a ella. Te obliga a pensar, a parar y a involucrarte en su crecimiento y buen estado. Cuando pienses en ella, estarás pensando en ti.

Dale amor y serán probablemente los minutos de paz diaria que esperes cada semana.

88. RITUAL PARA LEER CON PROPÓSITO

Duración: de 5 a 20 minutos.
Periodicidad: casi todos los días.
Cuándo: en cualquier momento.
Qué necesito: los libros que estés leyendo ahora o los que quieras comenzar.

Leer es uno de los mejores hábitos que puedas adoptar. El ritual de hoy te ayudará a disfrutar más de lo que lees, interiorizarlo, ponerlo en práctica y querer seguir dedicándole tiempo al aprendizaje y la evasión que nos da la lectura.

Cada momento de tu vida requerirá de un tipo diferente de lectura e incluso dependiendo de tu rutina y tu momento vital puede que quieras optar por dos temáticas. Lo importante es escoger aquello que necesites leer y con lo que realmente te sientas cómoda y vayas a disfrutar.

Prepara tu lugar de lectura y ten a mano todo lo que puedas necesitar: agua, lápiz, pósits, libreta, manta... Si se trata de una novela de ficción, vas a sumergirte en una historia que te evadirá de la realidad por unos momentos; a veces, retener muchos nombres nos puede generar un poco de estrés, por eso, quizá te sirva para disfrutar más sin tener que memorizar, escribir un pequeño esquema que recopile nombres y parentesco, así podrás centrarte en lo importante: tu momento y la historia.

Si se trata de cualquier otro libro con información valiosa, te recomiendo seguir este ritual:

- Ojea el libro y descubre sus partes, cómo está dividido, su extensión y contenido. Hacerte una idea de cómo está estructurado te prepara para la lectura.

- Subraya todo aquello que te parezca interesante e importante. Puedes hacerlo en lápiz o con subrayadores. También puedes usar pósits de colores. Te sugiero que al final de la lectura lo transcribas a una libreta y así lo afiances. La ventaja de los subrayadores o pósits es que te permiten categorizar todo lo que has seleccionado, por ejemplo: amarillo para las frases célebres; rosa para las ideas que desarrollar; azul para los consejos; verde para las reflexiones; morado para las ideas que implementar. Puedes crear tu propia leyenda de colores. Todo aquello que marcas y transcribes está integrándose mejor en tu cerebro.

- Aunque te haga ir más despacio, analiza lo que lees. Saca tus propias conclusiones sobre aquello que acabas de leer y cuestiónate si estás de acuerdo o no. Desarrolla el pensamiento crítico.

- Cuando termines un capítulo (no todos, sino aquéllos que te hayan aportado algo), escribe lo que hayas entendido, esto te permitirá interiorizar ideas y conceptos importantes.

- Hazte preguntas sobre el texto que te permitan indagar en lo que el autor está queriendo transmitir.
- La parte que más me gusta, sin duda, es aplicar enseñanzas adquiridas. Suele ocurrir que, cuando leemos, cogemos ideas y motivación suficientes para aplicar cambios sencillos en nuestra vida. Sin embargo, a medida que acabamos el libro, volvemos al mismo punto que antes de empezar. Probar tú misma aquellas ideas que te han parecido interesantes es quizá el objetivo de cada libro de no ficción que leemos.
- Si es posible, comparte lectura, bien con una amiga o con un grupo de lectura. Esto te permitirá ampliar y conocer otros puntos de vista que se te habían pasado por alto y refrescarás pasajes en los que quizá no habías reparado, siendo aún más enriquecedor.

Leer es, indudablemente, mi pasatiempo favorito, con el que aprendo, me relajo y me siento feliz. Por eso, si únicamente puedes dedicarte unos minutos al día, hazlo leyendo porque es una manera sencilla de crecer. Te animo a que te pongas una meta diaria, mensual o anual para leer. Puedes comenzar por 5 páginas, 5 minutos. Lo importante es hacerlo. Y, para hacerlo, debes agendarlo todos los días a una hora y en un lugar concretos. Haz que ocurra.

89. RITUAL DEL PLANO DE CASA

Duración: de 10 a 20 minutos.
Periodicidad: cada cambio de estación.
Qué necesito: una hoja de papel y un bolígrafo.

Siempre soñamos con cómo sería vivir en otro lugar, quizá en una casa más grande. Pero la realidad es que no suele ser fácil cambiar de hogar. Y a veces no sacamos el partido necesario a nuestra casa porque no le dedicamos tiempo a ello. Sin embargo, hacer pequeños cambios nos renueva también a nosotras y en gran parte nos ayuda a mejorar la practicidad de nuestro hogar.

Este ritual se podría llamar «rediseña tu casa para sentirte aún más a gusto». Y muchas veces los cambios son muy sencillos. Para empezar, toma una libreta y haz un plano simple de la casa. Señala puertas, armarios empotrados, muebles que no se puedan mover, ventanas o correderas. Todo lo demás es susceptible de cambio y, quizá, tal y como tienes colocados ciertos elementos, no terminan de encajar con la estancia o con la practicidad que estabas buscando.

Piensa en la posibilidad de cambiar algún mueble de lugar en la habitación que te resulte más sencilla y evidente. A veces, aunque este cambio no sea definitivo, sí que puede dar un aire nuevo y facilitar ideas de cara a un cambio mejor, por ejemplo, la necesidad de reciclar un mueble o dar una vuelta completa a la organización de una habitación. Permítete fluir, hacer pequeños cambios, consultarlos con tu pareja, tu amiga o tu madre y ponerte manos a la obra.

Una vez termines con este pequeño cambio, no tires el plano, te servirá de punto de partida y referencia. Puedes anotar en el reverso pequeños muebles o materiales que podrías necesitar.

Autocuidado es diseñar tu vida desde lo más básico hasta alcanzar lo que consideras la mejor versión de tu hogar.

90. RITUAL DE «HOY PRACTICARÁS...»

Duración: de 10 a 20 minutos.
Periodicidad: casi todos los días.
Qué necesito: paciencia y actitud.

En este ritual te propongo pequeñas prácticas diarias que te permitirán explorar distintas facetas de tu persona, ampliando tu zona de confort y, sin lugar a dudas, te harán crecer y dar con aquellas personas que merecen la pena en tu día a día.

Mi propuesta es que una vez a la semana, por ejemplo, todos los jueves, pongas en práctica una capacidad tuya y la vuelques hacia los demás.

Empezamos por la empatía:

- Comienza la mañana con una declaración de intenciones, díselo al espejo y a quienes convivan contigo: «Hoy voy a ser más empática». Y trata de llevarlo a cabo como misión vital del día. ¿Cómo?

- Cuando converses hoy con alguien, muestra un interés sincero, presta atención al mensaje y a su lenguaje no verbal, apoya en silencio y simplemente muéstrate ahí. No des tu opinión, simplemente trata de conectar con el mensaje, la emoción y la intención de la otra persona, parafrasea y haz las preguntas que estimes convenientes para seguir conectando.

- Repite la experiencia tantas veces como te sea posible. Y experimenta por ti misma cuánto bien puedes hacer a la otra persona simplemente mostrando atención e interés.

Te dejo algunos ejemplos para las siguientes semanas:

Altruismo: hacer las cosas simplemente por el deseo de ayudar. Por ejemplo, ayudar a algún vecino o negocio local con alguna tarea como cargar bolsas, o algún problema puntual que pueda surgir.

Generosidad: donar a causas que lo necesiten. Cede tu asiento, dona sangre.

Amabilidad: hoy serás amable con todos y bajo cualquier circunstancia (siempre que haya respeto por la otra parte).

Asertividad: la asertividad es decir todo lo que piensas sin dañar al otro, por lo que hoy tendrás que emplear casi toda tu energía en dar respuesta u opiniones de tal manera que expreses todo lo que piensas, la otra persona te comprenda bien y no se ofenda.

Autocuidado es también proyectar tus cualidades en los demás.

Despedida

Cuando comencé este libro, lo más duro que había pasado era lo que contaba al comienzo. Sin embargo, en estos meses ha ocurrido algo que me ha hecho no llegar a tiempo, no estar donde debía, no ver el abismo, estar desubicada, perdida, desolada y aún muy triste para, después, de alguna manera recomponerme, recoger mis pedazos para volver a la vida, recapacitar, priorizar y aplicar mucho de lo que comparto en estas páginas.

Después de algunos meses sintiéndose más cansada que de costumbre y con un dolor bastante fuerte en la pierna izquierda, a mi madre le diagnosticaron un cáncer de pulmón con metástasis ósea. En cuestión de semanas, tuvo un gran deterioro físico y el pronóstico no nos dejó lugar para la esperanza. Estas cosas no se ven venir, aunque las tengas delante.

En ese momento, nuestras vidas se congelaron (y una parte de ellas sigue así todavía), me replanteé todo absolutamente: mi vida, la suya, las prioridades, el presente y el futuro. No supe actuar, no supe ni pude afrontarlo.

En este punto, y aunque por desgracia y probablemente, hayas pasado por algo similar con alguien muy cercano, te propongo un ejercicio que hice yo misma y que he llamado «El hospital».

Al estilo «Isla desierta», imagina que, en vez de mandarte al paraíso, apareces en una habitación de hospital y no la compartes con nadie. Te encuentras regular y tu recuperación será lenta y difícil y no puedes bajar de la cama, tampoco tienes tu móvil. Las visitas son contadas. Tu vida ha dado un giro de 180 grados en unos segundos. Ahora toca analizar la situación y determinar qué es lo realmente importante para ti y cuáles son tus necesidades.

Como veíamos anteriormente con la pirámide de Maslow, lo principal es tener nuestras necesidades básicas cubiertas, pero después de esto, plantéate lo siguiente:

- ¿A qué personas quieres ver, con quién querrías pasar tiempo y qué necesitas realmente en tu vida? No quiere decir que tengas que descartar a todas las demás, sino que, al final, necesitamos a muy pocas personas y han de ser realmente relevantes para nosotros. Cuando te encuentras en una situación complicada, la vida se simplifica y lo que no es importante pasa a ser nada. Por eso, cuando eliges a ciertas personas con las que sí quieres estar, estás eligiendo una vida mejor, porque, con enfermedad o sin ella, nuestro tiempo es limitado y querer pasarlo con las personas adecuadas es la mejor opción.

- ¿Qué personas sabes a ciencia cierta que estarán ahí y mostrarán interés y ayuda de forma genuina, real y sincera? No tengas miedo a poner a pocas personas, sé sincera en tus respuestas y siéntete en paz porque quienes estén serán los que quieran estar y quienes merezcan estar a tu lado.

- Si me dieran el alta mañana, ¿qué es lo que más feliz me haría? Seguramente, cosas sencillas: un bocadillo de jamón, una copa de vino, una buena ducha, tu sofá, tu cama, tu perfume, tu pijama, las vistas

de tu terraza, unas risas, tu familia. Sea el momento que sea el que estés viviendo, las cosas sencillas son las que más felicidad nos aportan porque no nos distraen de lo esencial: vivir el momento, sentirnos vivos. Y de eso trata el autocuidado, hacerte feliz con pequeños gestos, momentos y acciones, eligiendo a las personas adecuadas y tomando en definitivas decisiones. Porque vivir no es ir a la deriva de lo que nos ocurre, sino parar y actuar con lo que tenemos enfrente.

Mi madre ha sido y es aún mi motor y mi inspiración para escribir este libro, porque es mi referente, y, como ella, hay demasiadas mujeres que han trabajado toda su vida a destajo y no se han cuidado nada. Han antepuesto siempre a los demás. Como ella, esperas a que el buen momento llegue y ese momento perfecto nunca llega. No pensemos en el mañana que no ha llegado, pensemos en el momento presente que es lo único que tenemos. El presente es lo único que podemos tocar y cambiar. Si estás distraída, presta atención, **sólo tienes poder sobre este preciso instante, así que actúa.**

¿Qué he aprendiendo de esta situación tan delicada? Entre otros millones de cosas, esto:

- **Mi madre, como tantas otras mujeres de su generación, no se ha priorizado porque para muchas ni siquiera existía esa posibilidad.**
- **Mi madre lo ha dado todo por los demás.**
- **Mi madre no ha sido tan feliz como mereció ser.**

- Nosotras tenemos algo más de suerte.
- Tú tienes suerte.
- Tú estás viva. Tú tienes el ahora.
- Tú estás a tiempo de todo.

Por favor, no dejes para mañana todo el tiempo y autocuidado que te puedas dedicar hoy.

Agradecimientos

A mis padres por su amor incondicional, ése que no tendré vidas para recompensar y agradecer, por haberme guiado y acompañado siempre. Por hacerme quien soy y enseñarme absolutamente todo, por regalarme la honestidad, la generosidad, la lealtad y hacerme entender la importancia de ser auténtico y buena persona.

A Manuel por aparecer, apostar y quedarse, por enseñarme a disfrutar de la vida y del ahora. Por hacer equipo, por cuidarme, por su amor, por las risas, su generosidad, su compromiso y corresponsabilidad. Te amo.

A Sara, más que una mejor amiga, una hermana. Por estar siempre, por acompañarme en todas las etapas y momentos de mi vida, por apoyarme y comprenderme siempre. Por crecer junto a mí y darme tantos buenos consejos.

A mis niños, Leo, Izan, Luca y Oliver, por serlo todo para mí.

A los que sin saberlo han contribuido a que cumpla uno de mis sueños porque me dieron el empujón.

A Sonia, a Miriam y a todas las mujeres que menciono en el libro.

A Carola Kunkel por confiar en mí y a Laura Sánchez por ser la pieza que faltaba en este puzle y ser justamente la ayuda que necesité.

A mi comunidad por abrir mi mente para reinventarme y emprender el camino para vivir la vida que soñé.

A Beatriz, mi coach, por ayudarme a «ser» y a mis *coachees* por confiar en mí.

A mi perseverancia, a mi intuición y a mi capacidad de trabajo por traerme hasta aquí.

A ti que me lees, das sentido a todo esto.

Sobre la autora

Laura Sierra es coach de vida por la Federación Internacional de Coaching (ICF) y mentora. Ser mamá de cuatro pequeños le hizo replantearse su vida y descubrir su propósito. La maternidad (múltiple) no la define, pero sí la ha marcado en su forma de transmitir lo que sabe.

Actualmente, Laura acompaña en su día a día a mujeres para que cumplan sus objetivos vitales, se realicen, desarrollen su potencial y empiecen a vivir la vida que desean. La motivación, el autocuidado, la organización y la gestión del tiempo son algunas de sus herramientas. También se dedica a divulgar activamente sobre crecimiento personal en las redes sociales.

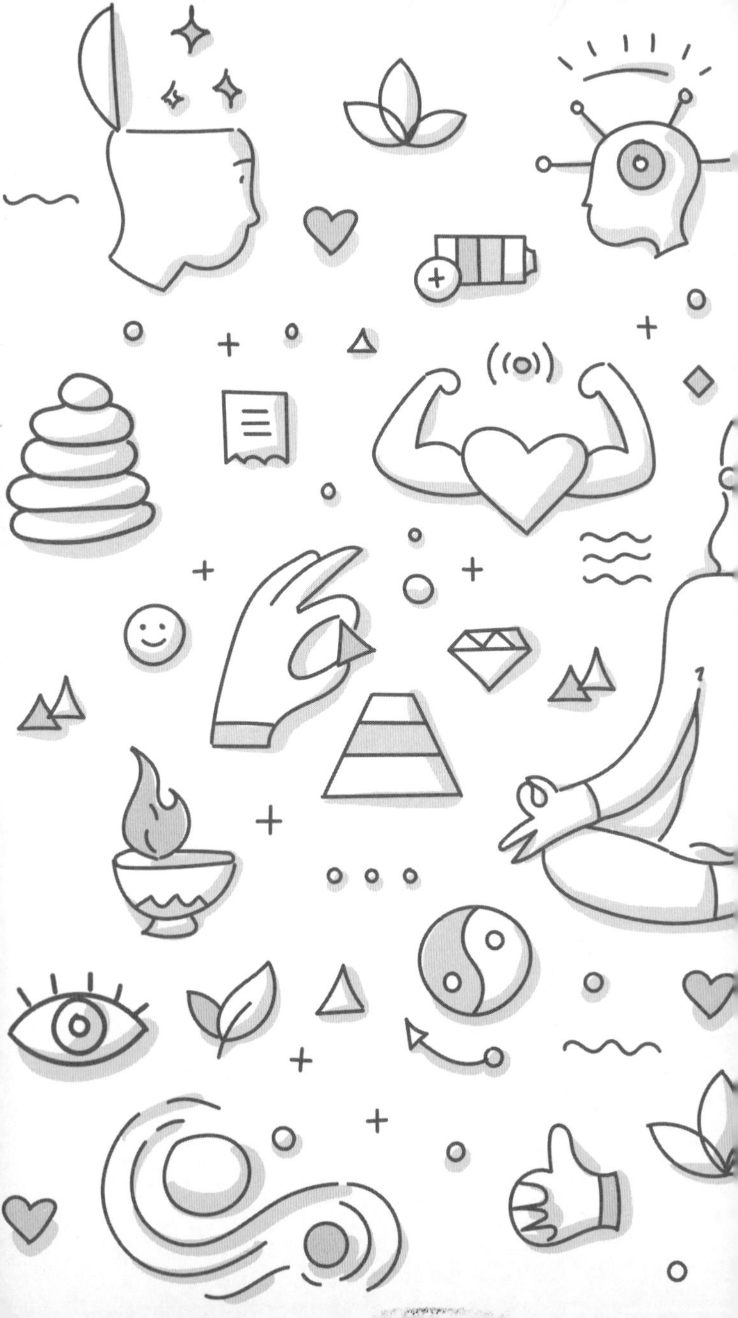